イラスト図解

1番わかりやすい

糖質と血糖値の教科書

管理栄養士
麻生れいみ 著

医師
斎藤糧三 監修

GB

対談テーマ①
私の「糖質制限」との出会い

日々ダイエットや栄養指導にあたっている麻生れいみと、機能性医学にいち早く注目した斎藤糧三。2人が糖質制限との出会いを振り返る。

医師
斎藤 糧三
サーモセルクリニック院長、日本機能性医学研究所所長、(社)日本ファンクショナルダイエット協会副理事長。

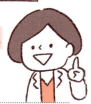

管理栄養士
麻生 れいみ
日本病態栄養学会会員、日本抗加齢医学会会員、食育栄養インストラクター。約6,000人にダイエットを指導。

斎藤　麻生さんが栄養指導を始めたのはいつ頃からですか？

麻生　私はもともと輸入雑貨店を経営していたのですが、仕事のストレスもあって65kgまで太ってしまい……。いろいろなダイエットを試しましたが、何ひとつ成功しませんでした。ところが30代後半に、冷しゃぶとお鍋ばかりを食べて、ごはん（糖質）を控えていたら、いつの間にか1年間で20kgも減量していました。それが評判になって、近所のダイエットに関心のある知り合いに教え始めたのが最初です。

斎藤　そのときから「糖質制限」として教えていました？

麻生　いえ。今でこそ「糖質制限」「ロカボダイエット①」などが一般的になってきましたが、当時はまったくです。でも、理由がわからなくても実際にダイエットできているわけだし、なぜ自分がやせたのかを解明したいという思いから栄養士養成学校へ通い始めました。そして、栄養士の資格を取ったのが2010年。ただ当時、糖質制限（オフ）に関する授業はなく、ダイエット法といえばカロリー制限という時代でした。そんなときに斎藤先生に出会ったんですよね。

斎藤　僕はアメリカにある「機能性医学会②」のプログラムに2007年から参加していて、そこで「糖質を極力摂らない食生活が現代人にふさわしい」という考え方を知ったんです。「機能性医学」とは1990年、アメリカのジェフリー・ブランド博士が提唱したもので、最先端の科学と医学を融合した、生活習慣病や慢性病

 用語解説

①ロカボダイエット

ロカボは、ロー（low＝低い）とカーボ（carbohydrate＝炭水化物の略称）を組み合わせて作られた言葉。「低糖質ダイエット」のことを指します。

②機能性医学会

1991年にアメリカで設立された機能性医学の学会。がんや花粉症、食物アレルギー、アトピー、うつ病、頭痛、冷え症、ぜんそく、リウマチ、便秘、糖尿病などの生活習慣病・慢性病に対し、できるだけ治療薬に頼らず、発症原因に着目して予防と根本的治療を目指すのが機能性医学です。

関連キーワード

糖質制限
▶80ページ

の治療法のことです。2007年頃、アメリカでは糖尿病患者の増加が問題視されていて「機能性医学」に注目が集まり、糖質制限に関しても関心が持たれていました。同様に日本でも糖尿病患者は増えるいっぽうでした。

その後、獨協医科大学医学部特任教授の白澤卓二先生に声をかけて、2013年に設立したのが「日本ファンクショナルダイエット協会」です。そこが認定している「ケトジェニックダイエット③アドバイザー」の第1号になったのが麻生さんでしたね。

用語解説

③ケトジェニックダイエット
糖質を制限し、ケトン体（38ページ参照）が体内で活性化する状態を作り、減量や健康増進につなげる食事法のこと。

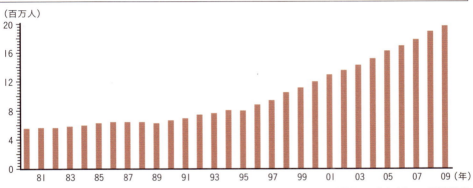

アメリカの糖尿病患者数の推移
CDC - Number of Civilian, Noninstitutionalized Persons with Diagnosed Diabetes, United States, 1980-2011

日本の糖尿病患者数の推移

有病者（糖尿病患者）: 97年 690、02年 740、07年 890、12年 950（万人）

有病者＋予備群: 97年 1,370、02年 1,620、07年 2,210、12年 2,050（万人）

出典：厚生労働省（2012年国民健康・栄養調査結果）

麻生 私は管理栄養士とケトジェニックダイエットアドバイザーの資格で得た知識をもとに、タレント事務所で若い子に栄養指導をしたり、企業で社員さんたちに「特定保健指導」などを行ったりしてきました。

斎藤 「特定保健指導」というのは特定健診（メタボ健診）でのサポートですよね。

麻生 はい。日本人の死亡原因の約6割が生活習慣病①といわれています。その生活習慣病の発症リスクを下げるために特定健診が行われているのですが、その結果を見て、生活習慣病の発症リスクが高い人向けに食生活の改善指導をします。

斎藤 具体的にはどういう指導をしていたのですか？

麻生 1日3食どんなものを食べたのかをヒアリングして、その食品に含まれる栄養素を「3色食品群表②」に当てはめて確認です。一般の人は、黄色（糖質・脂質）ばかりというケースが多いので、赤色（タンパク質＝肉・魚など）や、緑色（ビタミン・ミネラル＝野菜・きのこなど）を摂るように指導します。自分が何を食べているのか、自覚することが食生活改善の第一歩ですよね。それがケトジェニックダイエットやロカボダイエットなどの低糖質ダイエットを基盤にした"麻生式ダイエット"へとつながっていきました。

斎藤 低糖質ダイエットは、ここ数年で効果の高いダイエットとして一気に知られるようになりましたね。

麻生 糖質を制限することで、体内に溜め込んでいる中性脂肪を消費してやせる、というのが低糖質ダイエット。これのカギは「ケトン体」ですが、これは糖質ではなく、脂肪を燃焼させるエネルギー源のことです。当時は「ケトン体」とインターネットで検索しても何も出てきませんでしたね。ヒットするのは私のブログくらいで（笑）。でも今は随分と広まりました。

斎藤 2005年に高雄病院の江部康二先生③が日本初の糖質制限についての本を出版し、その後も夏井睦先生④や山田悟先生⑤の著書が相次いで刊行されたことで、「糖質制限」というものが一般化していきました。

麻生 2016年には、斎藤先生の『ケトジェニックダイエット』（講談社）も出ています。

用語解説

①生活習慣病
生活習慣病とは「食習慣、運動習慣、休養、喫煙、飲酒などの生活習慣が、その発症・進行に関与する疾患群」と厚生労働省により定義されています。最近はがんも生活習慣病に含む考えが主流です。

②3色食品群表
食品に含まれる栄養素を働きごとに3つに分類したもの。赤は「体を作るもとになる」、黄は「エネルギーのもとになる」、緑は「体の調子を整える」（右ページ参照）。

③江部康二先生
一般財団法人高雄病院理事長。著書は『主食を抜けば糖尿病は良くなる！糖質制限食のすすめ』（東洋経済新報社）、『人類最強の「糖質制限」論　ケトン体を味方にして痩せる、健康になる』（SB新書）など多数。

④夏井睦先生
なつい　キズとやけどのクリニック院長。著書は『炭水化物が人類を滅ぼす　糖質制限からみた生命の科学』（光文社新書）ほか。

関連キーワード

ケトン体
▶38ページ

斎藤　インターネットで広まったことも大きいでしょうね。
麻生　プロサッカーの長友佑都選手がブログのなかで、ケトン体について書いていました。
斎藤　彼の専属シェフはケトジェニックダイエットアドバイザーですからね。
麻生　企業の努力も大きいですよね。外食・コンビニエンスストアで低糖質商品が気軽に手に入る環境になりました。糖質オフが特別なものじゃなく、一般的なものとして知れわたってきましたね。

⑤山田悟先生
北里大学北里研究所病院糖尿病センター長。『糖質制限食のススメ』（東洋経済新報社）など著書多数。

３色食品群と６つの基礎食品群

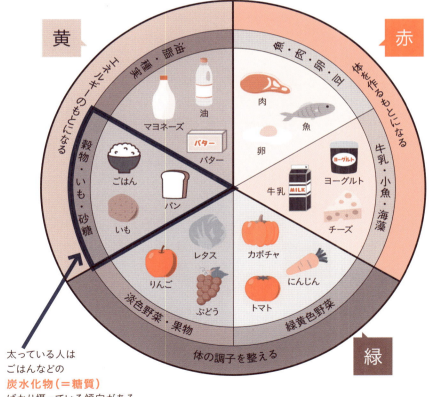

太っている人は
ごはんなどの
炭水化物（＝糖質）
ばかり摂っている傾向がある

対談テーマ②
糖質制限の目的は「将来の健康」

糖質制限の真の目的は、血糖値の乱高下(ジェットコースター血糖)を防ぐことにある。なぜなら私たちの将来の健康を左右するからだ。

麻生 糖質制限が世間に普及してくると、その弊害も出てくるものです。2016年12月にNHKで放送された『クローズアップ現代①』は、「糖質制限ブーム！ 〜あなたの"自己流"が危険を招く〜」というタイトルで、自己流で糖質制限（糖質オフ）を始めた人たちへ警鐘を鳴らすという内容でした。"いつもの食事から糖質だけ抜く"、"糖質制限食品にただ置き換えただけ"など、ブームにただ飛びついて、間違った糖質制限を行っている人も確かに多いんです。正しい方法をきちんと伝えていかないと、と思いますね。

斎藤 誰でも始められるものだからこそ、正しい知識を発信することが大切ですよね。

麻生 そうですね。そもそも「糖質制限は何のために行うのか」ということが大事です。その一歩先の「血糖値」についても知っておいていただきたいと思います。血糖値は血液中のブドウ糖の量を示す値ですが、糖質を過剰に摂取すると血糖値が急激に上がった後、急下降します。この乱高下を、私は「ジェットコースター血糖」と呼んでいますが、食後に眠くなる、だるくなる、血管を傷つける、というさまざまな弊害があります。

斎藤 そのほかにも糖尿病やがん、動脈硬化や心筋梗塞、脳卒中、アルツハイマー病などになるリスクも高まりますよ。血糖値の乱高下を防ぐことが、さまざまな疾病を予防することにつながるわけです。

麻生 恐ろしいジェットコースター血糖ですが、正しい知識を身につけ、食生活や生活習慣に気をつければ、血糖値を自分でコントロールできるのです。本書では「糖質とは何か？」といった基礎知識から、「糖質制限食」のルール、「血糖値」を管理する方法まで、糖質と血糖値に関することをイラストや図解と共に、わかりや

用語解説

①クローズアップ現代

1993年からNHKで放送され、2016年3月より番組名が『クローズアップ現代＋』に。社会問題など話題のテーマを1つ取り上げる報道情報番組。

関連キーワード

血糖値
▶第2章

ブドウ糖
▶18ページ

ジェットコースター血糖
▶52ページ

糖尿病
▶58ページ

がん
▶66ページ

動脈硬化・心筋梗塞
▶62ページ

脳卒中
▶64ページ

アルツハイマー病
▶68ページ

すく解説しています。医療分野は斎藤先生に監修いただきました。

斎藤　糖質や血糖値の知識があるかないかは、これからの人生を健康に過ごせるかどうかの分かれ道になるといえるでしょう。この本を通して、より多くの人に健康でいるための知識をお伝えできたら嬉しいですね。

糖質を意識した毎日の食事で将来の健康が変わる

A家の食生活

糖質の多い食事

A家の血糖値
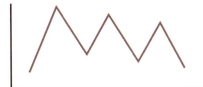

血糖値の乱高下
（ジェットコースター血糖）

A家の健康状態
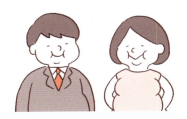

肥満や生活習慣病のリスク高

B家の食生活

糖質の少ない食事

B家の血糖値
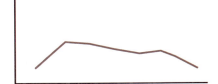

穏やかな血糖値の推移

B家の健康状態

良好

CONTENTS

02 ―― 対談テーマ① 私の「糖質制限」との出会い
06 ―― 対談テーマ② 糖質制限の目的は「将来の健康」

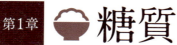

第1章 糖質

「糖質」は現代病を引き起こす元凶

- 01 糖質の摂り過ぎは肥満と病気のもと ……16
- 02 どのくらい太ると「肥満」と呼ぶの? ……18
- 03 インスリンは別名「肥満ホルモン」……20
- 04 日本人は糖質を摂り過ぎている ……22
- 05 人間はそもそも肉食動物である ……24
- 06 結局「糖質」って何? ……26
- 07 「糖質ゼロ」と「糖類ゼロ」、何が違うの? ……28
- 08 「人工甘味料」は敵か味方か ……30
- 09 「果糖ブドウ糖液糖」は要注意 ……32
- 10 糖質代謝の仕組み ……34
- 11 糖質がなくても糖を作る「糖新生」……36
- 12 「ケトン体」とは? ……38
- 13 やせる仕組みを理解しよう ……40
- 14 精製された白い食べ物にご用心 ……42
- 15 注目を浴びている糖化(AGEs)とは ……44

【第1章の要点チェック】……46

第2章 血糖値

ジェットコースター血糖が肥満と病気の原因

01	健康診断結果でわかる２つの血糖値	48
02	血糖値の基準を知る	50
03	ジェットコースター血糖が恐い	52
04	血糖値の乱高下が悪習慣を招く	54
05	糖質制限で血糖値の乱高下を抑える	56
06	血糖値の乱高下が引き起こす病気(1)糖尿病	58
07	血糖値の乱高下が引き起こす病気(1)糖尿病②	60
08	血糖値の乱高下が引き起こす病気(2)動脈硬化・心筋梗塞	62
09	血糖値の乱高下が引き起こす病気(3)脳卒中	64
10	血糖値の乱高下が引き起こす病気(4)がん(悪性新生物)	66
11	血糖値の乱高下が引き起こす病気(5)アルツハイマー病	68
12	糖質制限食の有効性	70
13	血糖値の自己管理	72
14	血糖値はこんなに乱高下する	74

【第2章の要点チェック】……… 78

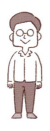

血糖自己測定器
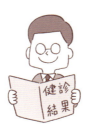
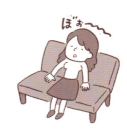

第3章 糖質制限の食事

正しい食事法とダイエット

- 01 - 糖質制限食は「健康食」……………… 80
- 02 - 糖質制限食のポイント ……………… 82
- 03 - 糖質制限食はなぜ体にいいのか？ …… 84
- 04 - 糖質制限で「がん」に打ち勝つ可能性 …… 86
- 05 - 糖質制限食の注意点 ………………… 88
- 06 - 体重ではなく「除脂肪体重」をチェック …… 90
- 07 - 麻生式ダイエットはなぜ効果があるのか？ …… 92
- 08 - 最終的には1日130gまでの糖質オフ生活へ …… 94
- 09 - 新・栄養ピラミッドはこれ！ ………… 96
- 10 - 必要な「タンパク質」の量は体重で変わる …… 98
- 11 - ビタミンとミネラルで糖質制限食を完成 …… 100
- 12 - 油は敵ではない！糖質より必要な「脂質」…… 102
- 13 - 毎日摂りたいオメガ3系脂肪酸 ……… 104
- 14 - 食物繊維は現代人の必須栄養素 ……… 106
- 15 - 食べる順を変えると効果が倍増 ……… 108
- 16 - 糖質制限とサプリメントの関係 ……… 110
- 17 - 成長期には糖質制限は必要ない ……… 112
- 18 - 糖質制限中は水分摂取が大切 ………… 114

【第3章の要点チェック】……… 116

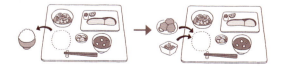

第4章 見える糖質量

ひと目でわかるカーボカタログ（食品別糖質量）

01 料理編	ごはん、パン、麺類	118
02 料理編	野菜、果物	120
03 料理編	肉類、魚介類	122
04 料理編	卵、大豆、乳製品、海藻類	124
05 料理編	お酒、飲み物	126
06 外食編	ファミリーレストラン	128
07 外食編	ファストフード	130
08 外食編	コンビニ	132
09 置き換え編	ごはん、パン	134
10 置き換え編	麺、砂糖、ビール	136
11 置き換え編	調味料	138
12 置き換え編	粉類	140
13 置き換え編	おやつ	142

【第4章の要点チェック】……144

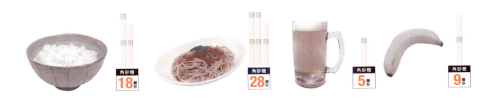

CONTENTS

第5章 血糖コントロール

健康は普段の生活習慣で作られる

- 01 普段の生活で血糖値コントロールを！ …… 146
- 02 時間栄養学に見る効果的な食事法 …… 148
- 03 朝の食事とシメの食事 …… 150
- 04 注目される「食事誘発性熱産生」…… 152
- 05 血糖値と歯周病の関係 …… 154
- 06 ウォーキングで血糖値を下げる …… 156
- 07 でんでん運動で血糖値を下げる …… 158
- 08 入浴で血糖値が下がる …… 160
- 09 睡眠不足は血糖値を上げる？ …… 162

【第5章の要点チェック】……… 164
もっと知りたい人のインターネット便利サイト …… 165

166 …… 対談テーマ③ 最高の主治医は自分自身である

168 …… 食品別糖質量一覧

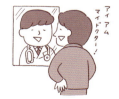

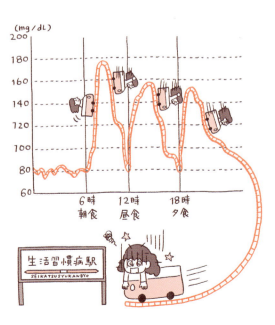

※本書に掲載されている情報は2017年12月現在のものです。
　商品の内容などは変更になる場合があります。

第1章

糖質

「糖質」は現代病を引き起こす元凶

「糖質を摂り過ぎると体に良くない」とわかっていても、
実際「糖質って何？」と聞かれたら、きちんと答えられる人は
少数派かもしれません。
第1章では、「糖質」とは何かを詳しくご説明します。

第1章　糖質

01 糖質の摂り過ぎは肥満と病気のもと

■甘い味がしなくても糖質たっぷり

「糖質」と聞くと、甘い砂糖やお菓子をまずイメージしますが、それだけではありません。炭水化物も糖質の代表選手。私たちが主食として毎日食べているごはん、パン、うどん、そば、パスタなどの炭水化物には糖質が多く含まれています。そのほか、いも類やとうもろこし、果物、清涼飲料水なども、糖質の高い食品です。

そんな糖質たっぷりの食品が大好物、という人も多いのではないでしょうか。しかし、糖質の摂取量をコントロールする糖質制限が健康的な生活を送るうえでの大きなポイントになるのです。

■糖質の摂り過ぎから肥満や生活習慣病へ

タンパク質、脂質、糖質は3大栄養素といわれ、人間の主要なエネルギー源となります。この3つのなかで、血糖値①を直接上昇させるのは主に糖質です。

血糖値については第2章（48ページ）で詳しく説明しますが、血糖値が高い状態が続くと「糖尿病」と診断されます。また、血糖値が急激に上がったり下がったりすると、活性酸素により、血管内皮細胞が傷つけられます。結果、血管の老化を招き、血管が詰まりやすくなる「動脈硬化」や心臓に血流が回りにくくなる「心筋梗塞」、脳の血管が詰まったり破れたりする「脳血管疾患（脳卒中）」になるリスクが上昇します。

また、糖質の過剰摂取は「肥満」のもとであり、「がん（悪性新生物）」や「アルツハイマー病」の要因になるともいわれています。

このように、糖質の摂り過ぎは「百害あって一利なし」と心得て、糖質の摂り方を見直していきましょう。

 用語解説

①血糖値
血糖値とは血液のなかに含まれているブドウ糖の量を測定した値。血糖値の急激な上昇・下降は、体に悪影響をもたらします。血糖値の検査は、糖尿病の治療や管理の指標としても不可欠です。
▶48ページ

関連キーワード

肥満
▶18ページ

糖質
▶26ページ

糖尿病
▶58ページ

動脈硬化、心筋梗塞
▶62ページ

がん（悪性新生物）
▶66ページ

アルツハイマー病
▶68ページ

脳血管疾患（脳卒中）
▶64ページ

糖質が体に及ぼす影響

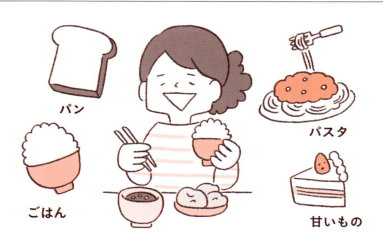

パン / ごはん / パスタ / 甘いもの

そのほか、いも類、とうもろこし、果物、清涼飲料水など

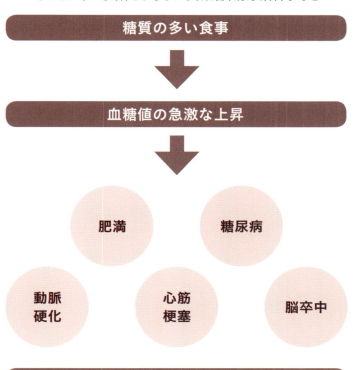

糖質の多い食事
↓
血糖値の急激な上昇
↓
肥満 / 糖尿病 / 動脈硬化 / 心筋梗塞 / 脳卒中
↓
肥満や病気につながる

第1章 糖質

02 どのくらい太ると「肥満」と呼ぶの？

■肥満の目安は体脂肪率とBMIで知る

厚生労働省「国民健康・栄養調査①報告」(平成28年)によると、日本人の肥満の割合は男性が約3割、女性が約2割となっています。年齢別に見ると男性では36.5％と50代が最も高く、女性では60代が最も高い24.2％となっています。

一般的に肥満とされるのは、体脂肪率が男性で20％以上、女性で30％以上の場合を指します。身長と体重から算出されるBMI (Body Mass Index＝肥満指数)では、男女共に「25」以上が肥満となります(BMIの求め方は右ページを参照)。

そもそも体脂肪とは体のなかの脂肪細胞②に蓄えられた脂肪のことで、そのほとんどは中性脂肪③です。中性脂肪といえば悪者と思われがちですが、細胞が活動するためのエネルギー源となっているもの。さらには、体温を一定に保ったり、免疫を強化させたりする働きも備わっているので、適切な量は必要なのです。

■余分な糖質が中性脂肪として溜まっていく

とはいえ、必要な量を超えて体内に脂肪が蓄積すると、体にさまざまなトラブルが発生します。単純に体重が増えて足腰に負担がかかって痛みを感じたり、血液中の肥質バランスが崩れて生活習慣病にかかるリスクが上昇します。

糖質は体内でブドウ糖④に分解されますが、エネルギーとして使い切れなかった余分なブドウ糖は、中性脂肪として次々と脂肪細胞に貯蔵されます。中性脂肪が大量に蓄積された結果が肥満です。つまり、糖質の摂り過ぎが肥満の原因なのです。

 用語解説

①国民健康・栄養調査
毎年、厚生労働省が国民の健康状態や生活習慣、栄養素摂取量を調査。食生活をはじめ、各種身体・血液検査や飲酒、喫煙、運動習慣などを明らかにし、健康増進対策や生活習慣病対策に反映するものです。

②脂肪細胞
脂肪細胞には2種類あり、余ったエネルギーを中性脂肪として貯蔵する「白色脂肪細胞」と、余分な脂肪を分解して燃焼させる「褐色脂肪細胞」があります。

③中性脂肪
体内の脂肪細胞にエネルギー源として貯蔵されているもの。健診などで「中性脂肪が高い」と診断された場合は、血液中の中性脂肪量が増え過ぎている状態です。

④ブドウ糖
代表的な単糖のひとつ。英語ではglucose(グルコース)といいます。科学者がブドウから発見したという説があり、grape sugar(グレープシュガー)とも呼ばれることから、日本名が「ブドウ糖」になったと考えられています。

肥満の指標

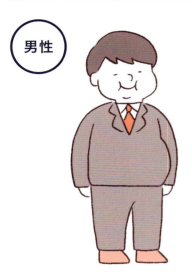

男性		女性	
体脂肪率	BMI	体脂肪率	BMI
20%以上	**25以上**	**30%以上**	**25以上**

● BMIの求め方

BMI＝体重(kg)÷[身長(m)×身長(m)]

身長(cm)＼体重(kg)	45	50	55	60	65	70	75	80	85	90
155	19	21	23	25	27	29	31	33	35	37
160	18	20	21	23	25	28	29	31	33	35
165	17	18	20	22	24	26	28	29	31	33
170	16	17	19	21	22	24	26	28	29	31
175	15	16	18	20	21	23	24	26	28	29
180	14	15	17	19	20	22	23	25	26	28

● BMIによる肥満度の判定基準

- ～18.5 ……… やせ型
- 18.5～25 … 普通体型
- 25～30 …… 軽度の肥満
- 30～35 …… 肥満(ダイエットの必要あり)
- 35～ ……… 肥満(病気の恐れあり)

糖質

第1章　糖質

03 インスリンは別名「肥満ホルモン」

■インスリンは余った糖を中性脂肪へ変える

　血液中のブドウ糖量を示す値が血糖値です。血糖値は、糖質を摂取した後から上がり始め、1〜2時間後をピークに下がっていきます。このとき、血糖値をほぼ一定に保つため、上昇した血糖値を下げる役割を担っているのが、インスリンというホルモンです。

　インスリンは、すい臓①のランゲルハンス島②という組織にあるβ細胞③で作られ、血糖値が上がると追加分泌されます。ちなみに体内の血糖値を上げるホルモンは複数ありますが、血糖値を下げる働きをするのはインスリンのみです。

　血糖値が急上昇すると、放出されたインスリンがブドウ糖を貯臓用のグリコーゲンに合成して肝臓や筋肉に蓄えます。取り込める量は少量であるため、余った分を中性脂肪に変え、脂肪細胞へ貯蔵します。このように太るメカニズムに関わっているため、インスリンは「肥満ホルモン」といわれています。

■今では糖尿病の治療薬といえばインスリン

　血糖値を下げる働きを持つインスリンを、注射で注入する糖尿病の治療法は、現在広く知られています。インスリンの発見は1921年ですから、実はまだ100年も経っていません。

　インスリンが発見される前の糖尿病の治療法といえば、できる限り栄養を与えないで発症を抑える、減食療法や飢餓療法といった過酷なものだけ。発症後、数年で死亡することも多かったそうです。

　インスリンの発見が糖尿病の治療に画期的な変化をもたらし、発見したカナダのバンディングとベストらはノーベル生理学・医学賞を授与されています。

 用語解説

①すい臓
胃の背部にある、左右20センチほどの細長い器官。十二指腸内へ消化酵素を含む、すい液を分泌。また、ランゲルハンス島でインスリンやグルカゴンなどを生成・分泌します。

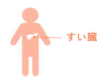
すい臓

②ランゲルハンス島
すい臓全体に存在する細胞の集まりを、島が点在することに見立てた名称。「すい島」とも呼ばれ、ホルモンを分泌。ドイツの病理学者パウル・ランゲルハンスが発見したことでこの名に。

③β(ベータ)細胞
ランゲルハンス島の7〜8割程度を占める細胞。インスリンを分泌する役割を持つため、機能不全に陥ると糖尿病に。

関連キーワード

追加分泌
▶56ページ

インスリンの働き

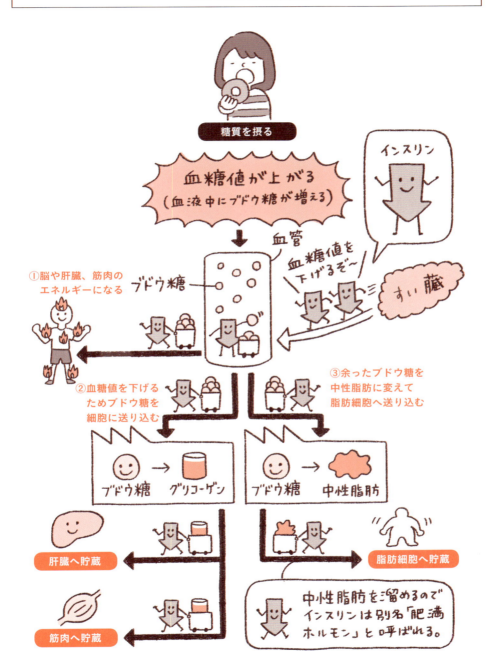

第1章　糖質

04 日本人は糖質を摂り過ぎている

■1日3食、主食に炭水化物を食べる生活

日本で主食とされる米・パンは炭水化物のため、日本人は糖質を多く摂っています。これは、「食事バランスガイド①」（右ページ参照）という指標が原因のひとつ。「1日に何をどれだけ食べたらよいか」を考える際の参考として、平成17年に厚生労働省と農林水産省が策定したイラスト図です。これは1日に食べる主食の目安がごはん中盛り4杯程度となっており、副菜と共に最も摂るべき栄養素として紹介されているのです。これでは1日3食、主食に炭水化物を摂り、糖質過多になっても仕方がありません。

また、給食の時間に「三角食べ②」を教えられたという方もいるでしょう。これは、ごはん→おかず→味噌汁→ごはんといった順にまんべんなく食べる方法で、この食べ方ではごはんの比率が多くなり、糖質をたくさん摂ることになります。

■エネルギー源の約6割を炭水化物から摂取

厚生労働省が公表した「平成27年国民健康・栄養調査」では、20歳以上の日本人は、1日あたりの平均値として炭水化物を約235g摂っており、炭水化物のエネルギー比率は約58％にあたるとしています。また、炭水化物エネルギー比率のうち、穀類③によるエネルギーは約40％を占めています。

このように、日本人の糖質過多はデータからも見ることができますが、実は人間が糖質をたくさん摂るようになったのは、約1万年前から。次ページで詳しく説明しますが、人類の歴史から見れば、つい最近といってもよいのです。

用語解説

①食事バランスガイド
平成17年6月、厚生労働省と農林水産省が共同で策定した、1日に食事で摂るべきものの指標を示した図。策定当時の一般的な日本人の食事の実態を反映させたもので、1日の食事で炭水化物の摂取割合が6割くらいとなっています。

②三角食べ
ごはん、おかず、味噌汁を順番に食べる給食のルール。和食のマナーをもとに作られ、一部の学校で行われていました。

③穀類
穀物の総称。「穀物」はでんぷん質が主体となる、食用の植物の種子です。米、小麦、とうもろこしなどを指します。

食事バランスガイド

厚生労働省と農林水産省が共同で策定した食事バランスガイド。望ましい食事量の目安をわかりやすくイラスト化したもの。

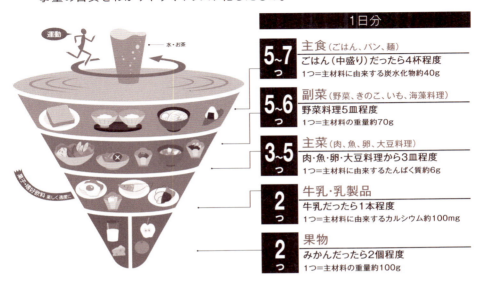

出典:厚生労働省・農林水産省「食事バランスガイド」

現代人の平均的な栄養摂取量

現代人の食生活では、1日の食事のうち半分以上を糖質が占めている。稲作を始める前までは、12％程度だったといわれている。

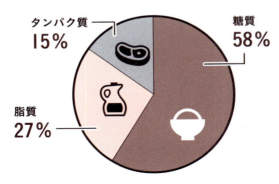

出典:厚生労働省「平成27年国民健康・栄養調査」

第1章　糖質

05 | 人間はそもそも肉食動物である

■農耕生活になり穀類が主食に

　ここで一度、人類の食の歴史を振り返ってみましょう。私たちの祖先は、いったい何を食べていたのでしょうか。

　人類がサルから進化し、猿人となったのが約500万年前です。250万年前頃から、肉を主食とすることで脳が徐々に発達したホモ・エレクトスが登場し、約20万年前にはホモ・サピエンスが出現します。

　このように人類は長い年月、狩猟・採集によって食料を確保してきました。動物の肉、魚や貝、昆虫などから主に栄養を摂り、果実や木の実などの糖質摂取量は1日12%程度でした。

　その後、約1万年前に農耕が始まり、小麦や米、とうもろこしなどの穀類を主食とする食生活へと変化し、糖質の摂取量が増加。そして現代、街には精製①された白米やパンなどがあふれ、糖質過多の食生活へと環境が激変していったのです。

■体の代謝機能は糖質過多に適していない

　人類は長い年月を肉食動物として過ごしてきたため、体の機能も肉食②仕様になっています。獲物を捕れない飢餓への対策として体内には脂肪を蓄えておく働きも狩猟時代のままです。

　農耕生活に移行して食料が安定して供給されるようになると、主食がタンパク質から糖質に変わりますが、体の代謝機能③は昔のまま。狩猟時代に適応した人間の体は、過剰な糖質摂取を想定していないので食生活の変化に体がついていけず、生活習慣病などを増加させることになったのです。

 用語解説

①精製
見た目の美しさや食べやすさのために、不純物を取り除くこと。お米でいえば、玄米のもみがらや茶色い皮を取り除いて、白米だけ残す過程を指します。精製食品の代表例は白砂糖、白米、小麦粉。

②肉食
人間の消化管が短いことも肉食だったという根拠とされています。肉食によってタンパク質の大量摂取が可能になり、脳が巨大化したという説もあります。

③代謝機能
狩猟時代＝飢餓時代が長かったため、人間の体は食べ物が摂れない場合を想定して血糖値を上げるホルモン（アドレナリンやグルカゴンなど）を備えています。それに比べて糖質は入手困難で血糖値が上がることが滅多になかったため、血糖値を下げるホルモンはインスリンのみ。人間の体の構造は、現代のように糖質が常時入手できる環境に適応できるような状態にはなっていないといえます。

人類の進化の歴史と食生活の変化

人類の歴史からすると、肉食時代のほうが穀物摂取の時代よりはるかに長い。白米やパンを食べるようになったのは、わずか120年前。

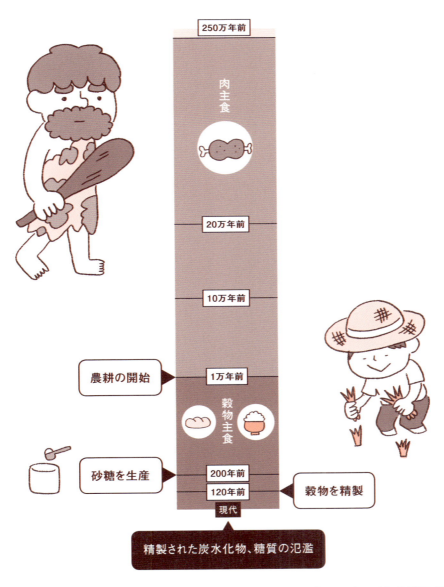

出典:JFDA日本ファンクショナルダイエット協会

第1章　糖質

06 結局「糖質」って何？

■果糖、ブドウ糖などいろいろ

糖質とは、大まかにいえば炭水化物から食物繊維①を除いたものを指します。食物繊維は大豆製品や野菜、きのこ、海藻以外にはほとんど含まれないため、これ以外の炭水化物はほぼ糖質と考えていいでしょう。

ヘルシーなイメージの野菜でも、玉ねぎやにんじんなどの根菜や、野菜ジュースなどには糖質がたっぷり入っているので注意が必要です。

スーパーやコンビニで売られている食品には、栄養成分表示が記載されています。100gあたり、1食分あたりなど、炭水化物の数値が記されているので、どのくらいの糖質が含まれているかをチェックする習慣をつけましょう。

糖質にあたる栄養素は、ごはんや麺類、いも類などに多く含まれるでんぷん、砂糖に含まれるショ糖、牛乳や乳製品の乳糖、果物の果糖、果物やハチミツなどに含まれるブドウ糖②などがあります。

■体に入ると単糖の状態まで分解される

糖質の最小単位を「単糖」といいます。単糖のみのものを「単糖類」、単糖が2個つながったものを「二糖類③」、単糖が多数集まったものを「多糖類」と呼びます。ブドウ糖や果糖は単糖類、ショ糖や乳糖などは二糖類、でんぷんやセルロースなどは多糖類です。

多糖類のでんぷんは、単糖類のブドウ糖が数千個〜数万個集まった巨大な分子で、体内に入るとブドウ糖にまで分解されてから各細胞へ運ばれて吸収されます。単糖類は分解する必要がないので素早く吸収され、二糖類、多糖類の順に吸収に時間がかかります。

用語解説

①食物繊維

食物のなかに含まれ、人間の消化酵素では消化できない物質。カロリーもなく、血糖値を上げることもありません。そのうえ、食物繊維により消化吸収は緩やかになり、糖質の吸収や血糖値の上がり方も緩やかになります。
▶106ページ

②ブドウ糖

ブドウ、柿、いちじくなどの果実のほか、ハチミツなどに多く含まれます。炭水化物も体内の消化酵素によって細かく分解されると最終的にブドウ糖となります。

③二糖類

二糖類は単糖類が2つ合体したもの。砂糖の主成分であるショ糖（スクロース）は、ブドウ糖＋果糖（フルクトース）、牛乳の主成分の乳糖（ラクトース）は、ブドウ糖＋ガラクトース。水あめの主成分である麦芽糖（マルトース）や、さつまいもに含まれるトレハロースなども二糖類です。

栄養成分表示のチェックポイント

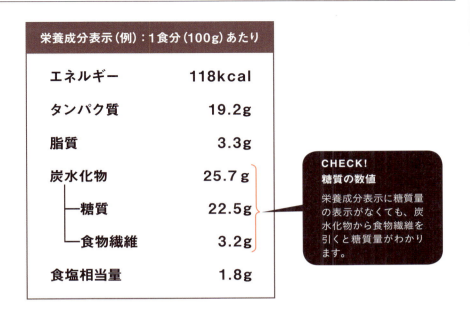

栄養成分表示（例）：1食分（100g）あたり	
エネルギー	118kcal
タンパク質	19.2g
脂質	3.3g
炭水化物	25.7g
糖質	22.5g
食物繊維	3.2g
食塩相当量	1.8g

CHECK!
糖質の数値
栄養成分表示に糖質量の表示がなくても、炭水化物から食物繊維を引くと糖質量がわかります。

炭水化物の構成要素は糖質と食物繊維

3大栄養素のひとつである炭水化物は、糖質と食物繊維で構成されたもので、糖質は「炭水化物」から「食物繊維」を引いたものといえます。

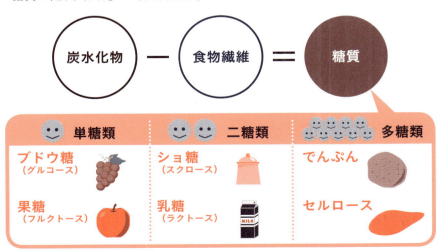

炭水化物 － 食物繊維 ＝ 糖質

単糖類：ブドウ糖（グルコース）、果糖（フルクトース）
二糖類：ショ糖（スクロース）、乳糖（ラクトース）
多糖類：でんぷん、セルロース

第1章　糖質

07 「糖質ゼロ」と「糖類ゼロ」、何が違うの?

■糖類とは単糖類と二糖類だけを指す

糖質は、単糖類、二糖類、多糖類に加え、「糖アルコール」と「合成・天然甘味料」を含んだ全てを指します。「糖類①」という言葉もよく聞くのではないでしょうか。これは糖質のうち、単糖類と二糖類の2種類のみを指す言葉です。

ですから「糖類ゼロ」と謳っている商品は、単糖類と二糖類だけがゼロで、そのほかの多糖類や人工甘味料などが使われている可能性もあります。

ちなみに、「糖分」という言葉は栄養成分表示②に記されていない定義があいまいな一般用語です。

■無糖なのに糖質が入っている?

また、「糖質ゼロ」「無糖」「ノンシュガー」「シュガーレス」と聞くと、糖質がまったく含まれていないと考えがちです。

しかし、厚生労働省の栄養成分表示の規則では、ゼロ・無・ノン・レス・フリーという表示は、食品100gまたは飲料100mlあたりの糖質量が0.5g未満の場合に表示してよいことになっているのです。つまり、100gあたり0.4gなら「無糖」と表示してOKということになります。

また同様に、低・少・ライト・ひかえめ・ダイエット・オフという表示の場合は、食品100gまたは飲料100mlあたりの糖質量が5g以下、液体は2.5g以下の場合に表示してよいのです。

例えば、「糖質オフ」の表示がある飲料で、容量が500mlなら、糖質が12.5g含まれている可能性があるということを知っておきましょう。

　用語解説

①糖類
2015年3月、WHO(世界保健機関)が生活習慣の改善によって予防可能な疾患の減少を目的に、「成人及び子どものための糖類の摂取に関するガイドライン」を発表しました。「1日あたり砂糖小さじ6杯程度=約25g、多くても総エネルギー摂取量の10%未満にすべきで、5%未満であればより効果的とする」ことが新たな指針となっています(※未加工の青果類や牛乳に含まれる糖分は対象外です)。

②栄養成分表示
食品の成分がどのようなもので含有量がどのくらいか、食品表示基準に基づき見える化しているもの。消費者庁において、容器包装に入れられた加工食品および添加物への表示が義務づけられています。

関連キーワード

糖アルコール
▶30ページ
合成・天然甘味料
▶30ページ

糖類は糖質に含まれる

糖質と糖類は意味が違う。糖質と糖類は含まれる範囲が異なり、最小範囲の「糖類」ゼロの商品でも「糖質」が入っていることもある。

1 糖質

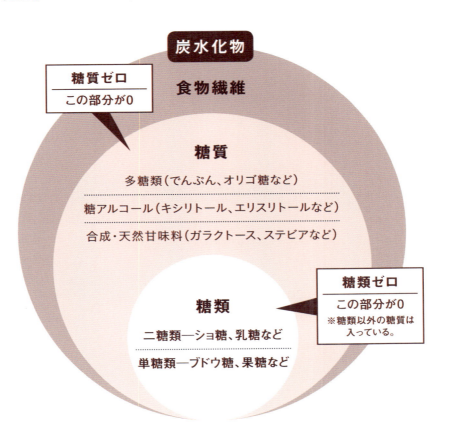

栄養成分表示の規則

表示	糖質量
ゼロ　無　ノン　レス　フリー	100gあたり0.5g未満
低　少　ライト　ひかえめ　ダイエット　オフ	100gあたり5g以下（液体は2.5g以下）

出典：JFDA日本ファンクショナルダイエット協会

第1章　糖質

08 「人工甘味料」は敵か味方か

■砂糖の代わりに人工甘味料で甘みプラス

　糖質ゼロと表示されているのに、甘みを感じる食品や飲料は、砂糖などを使う代わりに人工甘味料を使用している場合が多いことをご存じでしょうか。

　人工甘味料とは、糖質の中の「糖アルコール①」と「合成甘味料」のことで、化学的に合成した甘味をもつ化合物です。

　天然素材を原料とするものが糖アルコールで、シラカバやカシなどの樹木や植物から作られる「キシリトール」は広く知られています。ほかにも飴やガムなどに清涼剤として用いられるソルビトールやラクチトールなどがあります。

　一方、合成甘味料は人工的に甘味成分を合成したもので、砂糖の何百倍もの甘さを持ちます。アセスルファムカリウム、アスパルテーム、ネオテームなどがあり、市販の多くの食品に含まれています。

■合成甘味料の摂取はなるべく控えて

　天然由来の糖アルコールは、血液中に吸収されにくいため、血糖値の上昇も緩やか。なかでも、エリスリトールは、血糖値を上げにくい甘味料です。このエリスリトールと羅漢果②のエキスを足して作られた「ラカントS」という自然派甘味料は、世の糖質オフダイエッターにとって欠かせない調味料のひとつとなっています。合成甘味料は食品添加物に分類され、砂糖の何百倍もの糖度があるので、少量で甘く感じます。しかし、なかには血糖値は上げないのにインスリンを分泌するケースや、メタボリックシンドローム③を引き起こすケースが報告されているので、摂り過ぎには注意が必要です（※右図注記参照）。

 用語解説

①糖アルコール

アルコールといってもお酒とは無関係。天然の果物などに含まれる甘味料ですが、実際に使用される場合、原料に水素を添加していることも。血糖値を上げにくい、エネルギーになりにくい、という特徴があります。

②羅漢果（ラカンカ）

ウリ科の果実。古くから漢方として親しまれ、病の予防や治療に使われていたことから「長寿の神果」として伝えられています。血糖値やインスリンの分泌に影響がないことから、高純度に濃縮されたエキスは肥満予防や糖尿病患者の食事療法に使われたりしています。

③メタボリックシンドローム（代謝症候群）

内臓肥満に高血圧、高血糖、脂質代謝異常が重なり、動脈硬化性疾患（心臓病や脳卒中など）になりやすい状態。

人工甘味料の種類

糖質

人工甘味料

糖アルコール

・天然素材が原料
・飴やガムに使用される

- エリスリトール
- キシリトール
- ソルビトール
- マルチトール
- ラクチトール

合成甘味料

・化学的に合成
・カロリーオフ商品に多く含まれる

- アセスルファムカリウム（※）
- アスパルテーム（※）
- ネオテーム（※）
- スクラロース（※）
- サッカリン（※）
- アドバンテーム（※）

※厚生労働省と米国食品医薬品局が認める合成甘味料。これらは血糖値を上げないといわれていますが、アセスルファムカリウムはインスリンの追加分泌を起こすといわれるデータもあるため、注意が必要です。1日の摂取許容量は体重1kgあたり15mgと決められています。

第1章　糖質

09 「果糖ブドウ糖液糖」は要注意

■でんぷんを原料とした果糖ブドウ糖液糖とは

清涼飲料水やアイスクリーム、納豆のタレ、麺つゆなど、多くの商品の栄養成分表示で「果糖ブドウ糖液糖」という文字を目にすることがあります。

これは異性化糖のなかのひとつで、食品添加物①です。とうもろこしなどのでんぷんを原料としたシロップを人工的に異性化（分解）して生じたブドウ糖と果糖を主成分とします。

日本農林規格（JAS）では、糖に占める果糖含有率50％未満のものを「ブドウ糖果糖液糖」、50％以上90％未満のものを「果糖ブドウ糖液糖」、90％以上のものを「高果糖液糖」としています。前者2つの果糖が90％未満のものに10％以上の砂糖を加えたものが「砂糖混合異性化液糖」です。

■果糖は体脂肪になりやすい

異性化糖に多く含まれる果糖は、ブドウ糖の場合と異なり、ほとんどが肝臓で代謝されます。インスリンを必要としないため血糖値を上げないのですが、使われなければ中性脂肪として肝臓に蓄積。中性脂肪の合成がスムーズなので肥満になりやすいといえます。

また、果糖は満腹中枢②を刺激しないため、気づかないうちに多量摂取する恐れも。「果糖の多い飲み物」と「ブドウ糖だけの飲み物」を摂取したところ、果糖の多い飲み物のほうが内臓脂肪を増やすという結果が出た比較実験もあります。

さらに、異性化糖に使用するとうもろこしの多くが遺伝子組み換え食品③のため、健康への影響も懸念されます。よって果糖ブドウ糖液糖はなるべく摂取しないことをおすすめします。

用語解説

①食品添加物
保存料、甘味料、着色料、香料など、食品の製造過程または食品の加工・保存の目的で使用されるもの。現在、食品添加物は、原則として食品衛生法第10条により厚生労働大臣が指定したものだけ使用できることになっています。

②満腹中枢
脳の視床下部で満腹感をコントロールする部分。食欲を抑制する機能を持ちます。果糖は血糖値を上げずインスリンが分泌されないため、満腹中枢が機能しません。

③遺伝子組み換え食品
いろいろな生物から取り出した害虫や農薬に強いなど有用な性質のDNAを別の植物などに組み込む遺伝子組み換え技術で作られた原料を使用した食品。アレルギーなど人体への影響や、生態系を乱す可能性などのリスクが懸念されています。

異性化糖の種類と多く含む食品例

液体化された異性化糖はブドウ糖に比べて消化吸収がされやすく多量に摂取されがち。また中性脂肪として溜まりやすく、肥満や糖尿病の原因になりやすい。

異性化糖とは

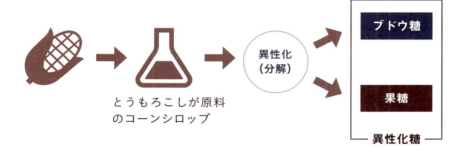

異性化糖の種類

ブドウ糖果糖液糖	果糖ブドウ糖液糖	高果糖液糖
果糖含有率50%未満	果糖含有率50%以上90%未満	果糖含有率90%以上

異性化糖を多く含む食品例

清涼飲料水　　アイスクリーム　　納豆のタレ　　麺つゆ

第1章 糖質

10 糖質代謝の仕組み

■単糖に分解されるとすぐに吸収がスタート

　糖質はエネルギー源として優秀な栄養素といわれています。もう一方のエネルギー源である脂質が酸素がないと働けないのに対して、糖質は酸素がなくてもエネルギー源として活躍できるという点はたしかに「優秀」かもしれません。

　糖質の代謝を見ていきましょう。炭水化物をはじめとした糖質を摂ると、まず十二指腸①でブドウ糖や果糖などの単糖類にまで分解されます。その後、小腸②の入口で吸収され始め、ブドウ糖が小腸の腸壁から門脈③を通って肝臓へ運ばれます。そして肝臓から大静脈を通り、全身の血管へ流れて、脳や筋肉などの各臓器でエネルギー源として消費されます。

■体内ではブドウ糖の合成と分解が繰り返される

　エネルギーとして体内で使い切れなかったブドウ糖は、肝臓で合成されグリコーゲン④となります。そして肝臓内に、いざというときのためのエネルギー源として貯蔵されます。グリコーゲンはブドウ糖に分解され、脳や筋肉へ送り込んでエネルギーとして使われたり、脂肪細胞では中性脂肪となり貯蔵されます。この仕組みを「糖質代謝」といいます。

　血糖値が下がった場合は、肝臓に貯蔵中のグリコーゲンをブドウ糖に分解して血液に放出することで、血糖値を上げて正常値に戻します。このように、人間の体はブドウ糖とグリコーゲンを、絶えず合成したり分解したりして、血糖値を一定の値に維持しています。

　なお、筋肉に貯蔵されているグリコーゲンは、分解してグルコースに戻す酵素がないので、血糖の維持には使われません。

 用語解説

①十二指腸
胃と小腸をつなぐ消化管。胃で消化された食べ物と、すい液、胆汁を混合し、さらに消化・吸収を促進する働きをします。

②小腸
人体の消化管の約8割にあたる器官。栄養分の消化・吸収と輸送を役割とします。

③門脈
腸管とひ臓からの血液を集めて肝臓に運ぶ太い静脈。肝臓に運ばれる血流の7割が門脈を経由して運ばれます。

④グリコーゲン
肝臓に入ったブドウ糖は、酵素の働きでG6Pという物質に、さらにG1Pになった後合成され多糖質のグリコーゲンとなり蓄えられます。

糖質代謝でエネルギーを生成

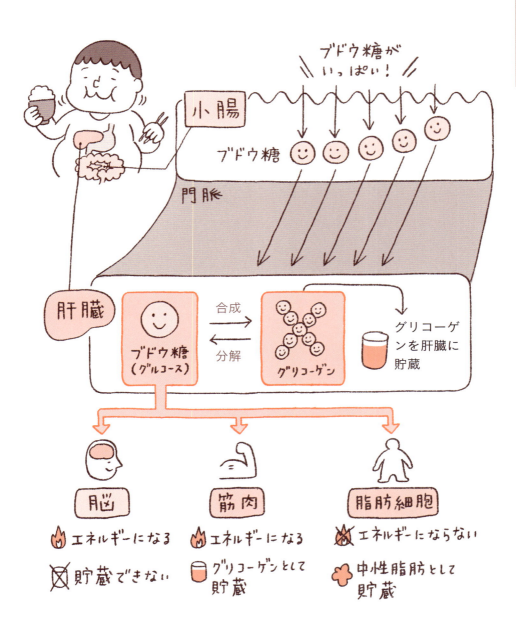

第1章 糖質

11 糖質がなくても糖を作る「糖新生」

■貯蔵していたグリコーゲンがなくなると……

人間の体は糖質を食事の形で摂らなくても「糖新生」という体の仕組みで糖エネルギーを作り出すことができます。

血中にブドウ糖がなくなると、肝臓や筋肉に貯蔵していたグリコーゲンをエネルギーとして使用しますが、肝臓で貯蔵できるグリコーゲンの量は最大で肝臓の4～6%といわれ、多くて100gくらい。筋肉では300gくらいで、いずれも数時間程度でなくなってしまいます。

すると体内で「糖新生」が始まります。筋肉を構成するアミノ酸①や、筋肉を使ったときにグルコースの代謝副産物として生じる乳酸②、脂肪細胞のなかにある中性脂肪が分解してできたグリセロール③などを、肝臓で代謝してブドウ糖に変える働きです。

■糖質の摂取は人体にとって必須項目ではない

肝臓の貯蔵分がなくなってしまう前に、糖新生によってブドウ糖が生成され始めますが、肝臓のほか、腎臓でも糖新生は行われ、生成されたブドウ糖が必要なところで使われます。特に脳の神経細胞ではブドウ糖を優先しており、1時間につき約6gが消費されます。これは、赤血球のようにはブドウ糖しかエネルギーとして使えない細胞もあるために人体に備わっている機能で、空腹時や睡眠時には糖新生が活用されているのです。

このように糖新生があるので、ヒトのエネルギー源は糖質からしか摂れないという思い込みは捨てて大丈夫。糖質制限をすることで「低血糖に陥るのでは」などと気にする必要はありません。

 用語解説

①アミノ酸
タンパク質を作る構成要素がアミノ酸です。人間の体を作り上げているタンパク質は、20種類のアミノ酸からできています。そのうち11種類は体内で合成可能ですが、9種類のアミノ酸は作り出せません。食べ物から摂る必要がある「必須アミノ酸」は、バリン、イソロイシン、ロイシンなどがあります。

②乳酸
「脂肪族ヒドロキシ酸」のひとつに分類される水溶性の有機化合物。無酸素運動時に産出される特徴があります。

③グリセロール
中性脂肪の構成成分で、旧称はグリセリン。中性脂肪はグリセロール1分子と脂肪酸3分子が結びついてできていますが、必要に応じて分離します。

空腹時や睡眠時に糖新生を活用

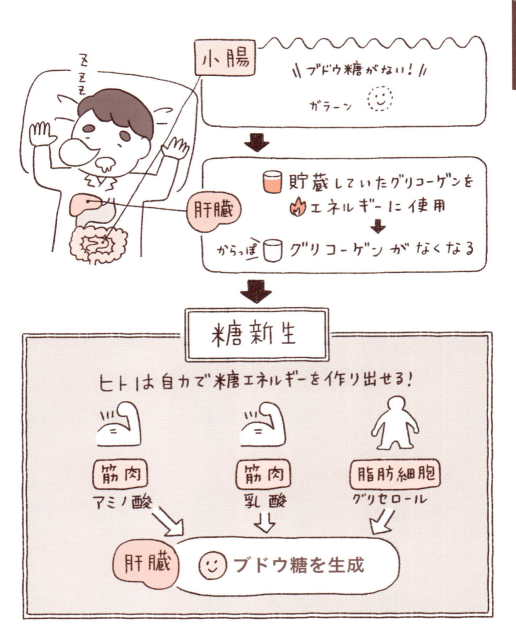

第1章　糖質

12 「ケトン体」とは？

■脂肪酸からエネルギーを生み出す

　食事による糖質の摂取に代わって体を動かすエネルギーを作り出す方法には、今まで見てきた「糖質代謝」や「糖新生」のほかに、脂肪酸から「ケトン体①」を作るというものがあります。

　糖質の低い食事に切り替えて、貯蔵されていたグリコーゲンも使い果たすと、体内では脂質を利用するようにシフト。脂質の一種である中性脂肪が「脂肪酸」と「グリセロール」に分解され、グリセロールは糖新生によって肝臓でブドウ糖に。脂肪酸は70％が筋肉で使われ、残り30％は肝臓へ運ばれてエネルギーとして使われます。そして肝臓で使われなかった残りの脂肪酸が「ケトン体」に変換されるのです。

■ケトン体はあらゆる細胞で使われる

　ケトン体は、肝臓の細胞内にあるミトコンドリア②で生まれるアセトン、アセト酢酸、β-ヒドロキシ酪酸の総称です。

　ケトン体のうち、アセトンは呼気中へ排出。残りのアセト酢酸とβ-ヒドロキシ酪酸は、心臓や腎臓などの臓器、骨格筋、脳へ血液によって運ばれて使用されます。「脳の栄養はブドウ糖だけ」といわれますが、そんなことはありません。ケトン体もブドウ糖と同様に血液脳関門③を通過するため、脳のエネルギーとなるのです。

　糖質制限を始めると2日〜1週間程度でケトン体が増え始めます。体内でケトン体が増えているかを知りたい場合は、市販されている試験紙④を使えば、自分で調べることができます。興味のある人はチェックしてみてください。

 用語解説

①ケトン体
ケトン体は細胞膜を通りやすく、運搬タンパク質を必要としない性質のため、体のあらゆる部分でエネルギーとして使用可能。心臓、腎臓、脳の神経細胞は、特にケトン体を多く使うことが知られています。

②ミトコンドリア
細胞内構造物のひとつ。生きていくために必要なエネルギーを生産。

③血液脳関門
血液脳関門（ブラッド・ブレイン・バリア）は、血液中の物質の脳内への移行を制限する機能のこと。脳の活動に必要なブドウ糖（グルコース）や酸素、ケトン体などは通過できます。

④試験紙
ケトン体が増えているかは血液中のケトン体量をチェックすることで判断できます。尿による検査なら、市販の試験紙（ウロペーパー）で手軽にチェックすることができます。

中性脂肪を分解してできるケトン体

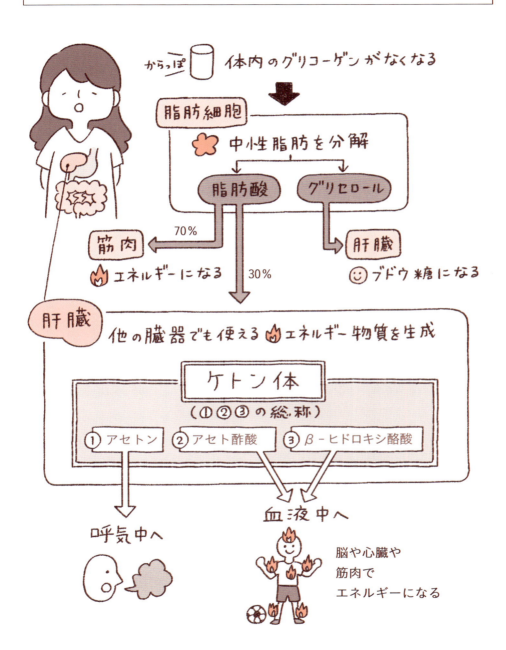

第1章 糖質

13 やせる仕組みを理解しよう

■糖質制限で体脂肪をどんどん分解する

　エネルギー源となる栄養素は、糖質、脂質、タンパク質の3つで、エネルギー消費の優先順位は糖質→脂質→タンパク質です。食事で常に糖質を補い続けていると体はブドウ糖やグリコーゲンを使い続けるため、脂肪は分解されません。余ったブドウ糖を中性脂肪に変えるため、むしろ太ってしまいます。

　一方、糖質制限をすると、体内のブドウ糖やグリコーゲンが減り、血糖値も下がります。するとグルカゴン①が分泌されて血糖値が上がり、脂質が使われ始めます。体内の中性脂肪は全て脂質なので、これが分解されてエネルギーとして消費されることで脂肪がなくなり、「やせる」のです。

■抗酸化作用があり、長寿遺伝子とも深い関係

　前のページで説明したとおり、肝臓で余った脂肪酸がケトン体に変換されますが、ケトン体はしばらく変換されていないと変換されにくくなります。これをスムーズに動かすための着火剤としては、ココナッツオイルやMCTオイルなどの中鎖脂肪酸②が有効です。中鎖脂肪酸は長鎖脂肪酸と違い、L-カルニチン③の助けを必要とせずにミトコンドリアに入ることができ、速やかに代謝されるのです。MCTオイルには中鎖脂肪酸が100%含まれますが、ココナッツオイルの含有率はさまざま。60%以上のものを選びましょう。

　さらに、ケトン体は長寿遺伝子④と関係が深く、ケトン体が出ているときには、長寿遺伝子のスイッチがオンになっているということが最近の研究で明らかになってきました。また、ケトン体のβ-ヒドロキシ酪酸に抗酸化作用があるという発表もされています。

 用語解説

①グルカゴン
インスリンと共に、血糖値を一定に保つ働きをするホルモン。血糖値が下がって糖が必要になったときにグリコーゲンの分解を促進し、血糖値を上げます。

②中鎖脂肪酸
中鎖脂肪酸は、ココナッツオイルやMCTオイルに多く含まれる天然成分。摂取後すぐに肝臓へ届いてケトン体を作ります。

③L-カルニチン
ビタミン様物質の一種。長鎖脂肪酸をミトコンドリア内に運ぶ役割を担っています。

④長寿遺伝子
細胞の損傷を防ぎ、エネルギー作りに関与する遺伝子。誰もが持っている遺伝子で、ふだんは眠っていますがケトン体が増えると働き出します。

関連キーワード

長鎖脂肪酸
▶103ページ

ヒトの体を動かす2つのエネルギー代謝

人間の体はハイブリッドカーのように、2種類のエネルギー代謝で動いている。ひとつは糖質をエネルギー源にする「糖質代謝」、もうひとつは脂肪酸をエネルギー源にする「脂肪酸代謝」。

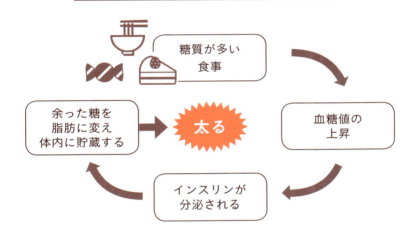

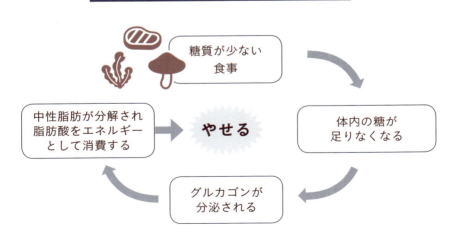

第1章　糖質

14 精製された白い食べ物にご用心

■少量でも吸収されやすく血糖値に影響

　白米や食パン、砂糖のような白い食べ物は、高度に精製されているため、糖質以外の栄養などを取り除いて作られています。例えば、玄米を精製して白米にする際はぬかや胚芽①を除くため、食物繊維やビタミン、ミネラルなどが取り除かれた結果、玄米よりも糖質の割合が増します。

　高度に精製された食べ物は、体内での吸収スピードが速く、血糖値の上昇を招く「GI②」の高い食品です。少量の摂取でも反応スピードが速いので、注意が必要。同じ穀類なら玄米や全粒粉パン、全粒粉パスタなどがよいでしょう。

■未精製の穀物を多く摂るという地中海の食事

　精製された食べ物が問題視されたのは、アメリカで生活習慣病の発症率が上がったことが発端です。1958年に「世界7カ国共同研究」という国際共同研究が始まり、各国の食と心臓病・がんなどの発生率を比べました。

　その結果、地中海沿岸諸国で心臓病やがんの発生率が低いと判明し、「地中海食③」に注目が集まりました。伝統的な地中海食の特徴のひとつに、未精製穀物（全粒穀物）の摂取が多いという点があります。未精製のデュラム小麦を使った「全粒粉パスタ」は、通常の精製されたパスタに比べて栄養素が高く、さらに食物繊維が多く含まれ、糖の吸収も穏やかです。

　現在、世界7カ国共同研究には賛否両論ありますが、精製した食品を避けることが健康のためになるというのは共通の認識となっています。

 用語解説

①胚芽

植物の種子のなかで芽となる部分。白米に胚芽を残すように精白したものが胚芽米で、白米と比べ、ビタミンEやビタミンB1が豊富。

②GI

GI（グリセミック・インデックス）とは、食べ物によって血糖値の上がり方に違いがあることを数値で表したもの。この値が高いと血糖値を上げやすく、低いと血糖値を上げにくくなります。白い食べ物に比べて、玄米や全粒粉パンなどは低GI食品といえます。食品選びの指標のひとつです。

③地中海食

世界7カ国共同研究で取り上げた、アメリカ、フィンランド、オランダ、イタリア、ギリシャ、旧ユーゴスラビア、日本の7カ国のうち、心臓病やがんの発生率が低いイタリア、ギリシャ、旧ユーゴスラビアの地中海沿岸国で摂られている食事のこと。オリーブオイル、チーズ、ヨーグルト、ナッツ、魚介類、果物を中心とした食事内容で、その後も地中海食が健康食だという報告がされています。

高GI食品例と低GI食品例

「GI」は、Glycemic Index（グリセミック・インデックス）の略称。食品に含まれる糖質の吸収度を示し、摂取2時間までに血液中に入る糖質量を計ったもの。

GI の高い食品

・色が白い
・精製度が高い
・血糖値を急激に上げる
・GI70以上が高GI値食品

白米

パン（食パン、ベーグル）

うどん

中華麺

砂糖

GI の低い食品

・色が茶色い
・精製度が低い
・血糖値を緩やかに上げる
・GI55以下が低GI食品

玄米

発芽玄米

雑穀米

全粒粉パン

全粒粉パスタ

GI の高い食品を食べるときの工夫

●GIを下げるといわれている酢や乳製品を一緒に摂る

●低GI→高GIの順番で食べる

●油を使った料理や食物繊維の多い食品から食べる

第1章　糖質

15 注目を浴びている糖化（AGEs）とは

■糖質と体温でタンパク質が変質してしまう

　甘くて香ばしいホットケーキや、こんがりキツネ色に焼けたステーキや焼き魚。おいしそうな焦げ目は食欲をそそりますが、このとき起きる現象は発見者の名前からメイラード反応①と呼ばれます。この反応は人体でも起こることがわかっています。

　これは「糖化」という現象で、体内のタンパク質が余分な糖質と体温の熱によって結びついて、アマドリ化合物②へ変化し、最終的にAGEs（終末糖化産物）③に変質するのです。アマドリ化合物は血糖値が下がると一部はアミノ酸とアミノ化合物に戻れますが、AGEsとなったタンパク質は元に戻れません。

　骨格、筋肉、臓器、皮膚や毛髪などもタンパク質で構成されているため、同様の劣化が起き、さまざまな悪影響が出ます。AGEsは活性酸素を増やすことで、老化の原因ともなります。

■糖化→酸化→老化と進行

　糖尿病の場合はもともと高血糖のためAGEsが蓄積しやすく、老化の進行が早くなります。また、骨や皮膚がAGEs化すると、骨粗しょう症や皮膚のシミ・たるみの原因に。

　動脈がAGEs化すると、動脈硬化を引き起こし、心臓病などの恐れも出てきます。AGEsは、がん細胞の増殖や転移にも関わり、アルツハイマー病の一因ともいわれています。

　食パンやステーキなどを焼いて熱を加えていくと、こんがり茶色くなりますが、同じように高血糖が長く続けば続くほど体内の糖化が進み、戻らなくなって体外へもなかなか出ていってくれません。

 用語解説

①メイラード反応

糖とタンパク質を熱することで起こる糖化は、1912年フランスのメイラードによって発見され、「メイラード反応」と呼ばれるように。食品化学分野だけではなく、1968年に糖尿病患者の赤血球中に糖化されたヘモグロビンが混入していることが判明し、人体でも起こることが発見されました。

②アマドリ化合物

糖質とタンパク質が糖化してできる化合物のこと。HbA1c（糖化タンパク質）は、アマドリ化合物の一種です。

③AGEs（終末糖化産物）

タンパク質の糖化反応の最終的な形で、体内のタンパク質がAGEs化すると、機能不全になるだけでなく、活性酸素の発生源にもなるので、ますます老化が加速することになります。

糖化（AGEs）は体内外で作られる

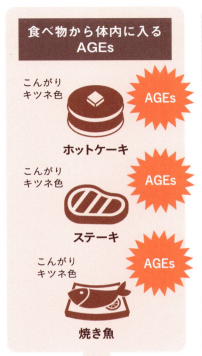
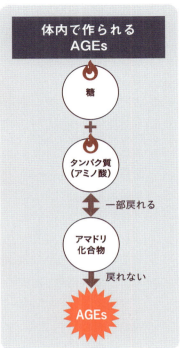

老化、動脈硬化、骨粗しょう症、白内障、認知症、糖尿病の合併症などを引き起こす

主要な食品のAGEs含有量推定値

AGEsの多い食品（単位：exAGE）

サーロインステーキ（200g）（鉄板で焼いた場合）	26,843
目玉焼き（2個140g）	4,304
ホットケーキ（1枚）（メープルシロップ、バター含む）	3,914
焼鮭（90g）（グリルで焼いた場合）	3,398

※1日のexAGE摂取目安 15,000exAGE

AGEsの少ない食品（単位：exAGE）

冷奴（100g）	624
生鮭（90g）	485
ゆで卵（2個140g）	382
りんご（1個240g）	32

出典：『exAGEハンドブック』（一般社団法人AGE研究協会）

第1章　糖質

第1章の要点チェック

次の文章にあうように（　　　）に適切な語を
下の選択肢のなかから選びましょう。

（1）　炭水化物は、糖質と（　①　）からできている。

（2）　糖質を摂ると血液中に（　②　）が増え、（　③　）が上がる。

（3）　血糖値を下げるため、（　④　）からインスリンが分泌される。

（4）　インスリンによって、糖はグリコーゲンとして（　⑤　）や（　⑥　）
　　　に貯蔵される。

（5）　血液中に余ったブドウ糖が脂肪細胞に（　⑦　）として溜め込ま
　　　れ、肥満の原因になる。

（6）　「糖類ゼロ」は糖質のなかで（　⑧　）と（　⑨　）だけがゼロ。

（7）　糖質を摂取しなくても、アミノ酸などを分解してブドウ糖に変える
　　　（　⑩　）の働きで血糖値をコントロールできる。

（8）　中性脂肪を分解する過程でできた脂肪酸は肝臓で（　⑪　）を
　　　生成し、体を動かすエネルギー源となる。

（9）　エネルギー源となる栄養素は（　⑫　）→（　⑬　）→タンパク
　　　質の優先順位で消費される。

（10）　体内のタンパク質が（　⑭　）すると、動脈硬化や老化の原因に
　　　なる。

ブドウ糖　　肝臓　　糖化　　すい臓　　ケトン体　　中性脂肪　　筋肉

単糖類　　糖質　　二糖類　　糖新生　　脂質　　食物繊維　　血糖値

解説

①食物繊維　②ブドウ糖　③血糖値　④すい臓　⑤肝臓　⑥筋肉　⑦中性脂肪　⑧単糖類　⑨二糖類
⑩糖新生　⑪ケトン体　⑫糖質　⑬脂質　⑭糖化

第2章

血糖値

ジェットコースター血糖が肥満と病気の原因

「ジェットコースター血糖」という言葉を聞いたことはありますか？
私たちの体では、常に血糖値が上がったり下がったりしていますが、
その値が激しく乱高下すると、肥満や病気を引き起こします。
第2章では、「血糖値」について解説します。

第2章　血糖値

01 健康診断結果でわかる2つの血糖値

■「ヘモグロビンA1c」は過去2ヶ月の血糖値

　血糖値とは、血液中のブドウ糖の量を示す値のことですが、さまざまな生活習慣病の指標となります。会社や自治体などの健康診断では、「空腹時血糖値」と「ヘモグロビンA1c① (HbA1c)」の値で自分の血糖状態をチェックすることができます。

　空腹時血糖値は、9時間以上絶食した空腹状態で測定した血糖値のこと。一方、ヘモグロビンA1cとは、過去1〜2ヶ月の血糖の平均数値です。赤血球中のヘモグロビンがブドウ糖と結びついてヘモグロビンA1cが生成されますが、一度結びつくと、赤血球の寿命が尽きるまで血液中に存在します。空腹時血糖値とは違い、食事による数値への影響が少ないのが特徴です。

　この2つの数値が高いと、血中のブドウ糖が多く、高血糖・糖尿病の恐れがあるということです。

■糖尿病予備群のうちに対策を

　空腹時血糖値の値は、70〜109mg/dL②以下なら正常、126mg/dL以上あれば糖尿病と診断されます。

　ヘモグロビンA1cは、検査機関によって正常範囲が異なりますが、5.4〜5.9を基準値としていることが多く、50代男性であればNGSP値③5.8以下は正常といわれます。このように、健康診断では空腹時血糖値とヘモグロビンA1c、両方の数値で判断したほうがよいのです。

　糖尿病は、初期は自覚症状もなく進行のスピードが遅いため気づかないうちに発症することも。血糖値が高くても不快な症状がないからといって放置せずに、症状が進んで深刻な合併症を招く前に、健康診断で血糖値が高いと指摘されたら、真剣に受け止めて対処することが大切です。

用語解説

①ヘモグロビンA1c
糖化ヘモグロビン（グリコヘモグロビン）とも呼ばれています。赤血球中のタンパク質（ヘモグロビン）は、時間をかけてブドウ糖と結びつく性質のため、数値の変化はゆっくり。

②mg/dL
血糖値の単位。「ミリグラム・パー・デシリットル」と読みます。血液1dL（100ml）あたり、ブドウ糖が何mg含まれているかを表しています。

③NGSP値
現在、ヘモグロビンA1cは、NGSP値によって検査結果を記載するのが一般的。国際的に広く使用されている統一表記です。

ヘモグロビンA1cは高血糖の証

高血糖状態が続くと、赤血球内のヘモグロビンとブドウ糖が合体して「ヘモグロビンA1c」が生成される。

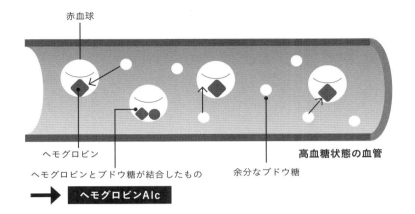

健康診断の結果はココをチェック

	検査項目	正常参考値・単位	今回
糖尿病	尿糖	—	—
	血糖（空腹時血糖）	70～109mg/dL	87
	HbA1c（NGSP）	5.4～5.9%	5.7
	判定		A

2つの数値をCHECK

第2章　血糖値

02 血糖値の基準を知る

■食後血糖値が140mg/dL以下ならひと安心？

健康な人の血糖値は、1日のうちで、だいたい70〜130mg/dLの間を推移しています。最も高くなる食後の血糖値は、2時間以内にピークを迎えます。<u>このときの血糖値を「食後血糖値」と呼び、その値が140mg/dL未満に収まるのは標準です</u>。しかし、それを超えるようなら対処が必要とされます。また、空腹時血糖値の値が126mg/dL以上の場合や<u>75g経口糖負荷試験①</u>の食後2時間値が200mg/dL以上の場合、「糖尿病」と診断されます。

ところが、「健康診断の結果が異常なしだったので、大丈夫」と安心できないことも。健康診断では見つかりにくい「隠れ糖尿病」かもしれないからです。

■食前と食後の血糖値の差が大きいと「隠れ糖尿病」

<u>隠れ糖尿病は「境界型②」と呼ばれ、食後に血糖値がグーンと上昇する食後高血糖③が</u>特徴です。空腹時はほぼ標準値のため、一般的な健康診断の「空腹時血糖」の数値では見つけにくい一面も。隠れ糖尿病の人の血糖値は、空腹時が110〜126mg/dLと平均値なのに食後2時間値は140〜200mg/dLまで跳ね上がり、空腹時と食後の数値の差が大きいのが特徴です。

糖尿病の方の血糖コントロール目標値は、食後2時間値180mg/dL未満。<u>国際糖尿病連合（IDF）④</u>のガイドラインでは、それより低い140mg/dL以下を維持するように勧告されています。

ある医療機関の人間ドックでは、40％以上の人が「隠れ糖尿病」という結果もあるといいます。気になる人は専門のクリニックや人間ドックで検査してもらうか、自己測定（72ページ参照）するといいでしょう。

用語解説

①75g経口糖負荷試験

75gのブドウ糖を飲んでから、血糖値と血中のインスリンの推移を見る検査。75gブドウ糖負荷試験、75gOGTTともいいます。これにより懐疑的に食後血糖値のピーク値を測り、高血糖かを調べることができます。

②境界型

糖尿病の診断で正常型と糖尿病型の間のグレーゾーン、境界線上にあることからこう呼ばれるように。

③食後高血糖

食事後の血糖値が異常に高くなる症状のこと。「隠れ糖尿病」ともいう。IDFは『食後高血糖の管理に関するガイドライン』のなかで「食後血糖値の測定が糖尿病の早期発見のポイントである」と明記しています。

④国際糖尿病連合（IDF）

International Diabetes Federation。糖尿病についての研究および知識の普及を目指す団体。1949年ベルギーのブリュッセルで創立。

食後血糖値の上昇パターン

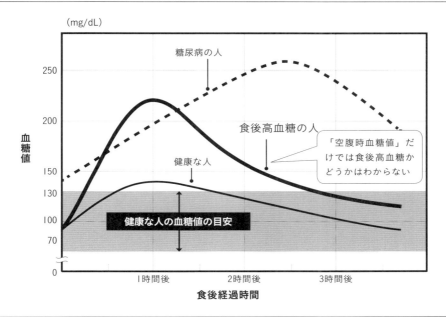

食前・食後の血糖値の基準

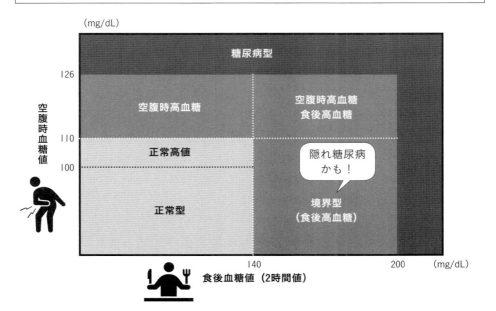

出典:日本糖尿病学会 編・著『糖尿病ガイド2016-2017』p.23, 文光堂, 2016を改変

03 ジェットコースター血糖が恐い

■糖質摂取で血糖値が上がったり下がったり

　第1章で説明したとおり、糖質を摂ると血糖値が上がり、それを下げるためにインスリンが分泌されます。インスリンの分泌の頻度が多くなると、効き目が落ちたり、量が足りなくなったりして血糖値が下げられなくなる事態に。それにより高血糖が続くようになった状態が「糖尿病」です。

　また、高血糖よりも体にダメージを与えることで注目を浴びているのが「ジェットコースター血糖」です。この現象は、「血糖値スパイク①」や「グルコース（ブドウ糖）スパイク」とも呼ばれています。

■食後に軽い低血糖に陥ってしまう

　糖質を摂ると血中のブドウ糖は増えて血糖値が急上昇。すると、インスリンが大量に分泌されます。インスリンがブドウ糖を筋肉や脂肪細胞へ運ぶと今度は血糖値が急降下。軽い低血糖②状態になり、食べたばかりなのに空腹を覚えて、また糖質の高いものを食べて再び血糖値が急上昇……。

　まるでジェットコースターのように、食事のたびに血糖値が激しく上がったり下がったりするのです。こうなると、体に負担がかかってイライラしたり、倦怠感を覚えたり、強い眠気を感じるなど悪影響が出ます。

　さらには活性酸素③によって血管内皮細胞が傷つき、血管の老化を招き、がん、心筋梗塞、脳卒中、糖尿病、認知症などにかかるリスクが上昇します。

　糖質を制限して血糖値を上げにくくする一番の目的は、このジェットコースター血糖をなるべく起こさないようにし、生活習慣病などを予防することなのです。

 用語解説

①血糖値スパイク

食事の後の血糖値が急に上がり、インスリンによって急に下がる、という状態を繰り返します。グラフにすると、まるで「スパイク＝釘」のような形を示すので、この名称で呼ばれることも。医療機関での検査や診察では、「食後高血糖」といわれます。

②低血糖

血糖値が70mg/dL以下になると「交感神経症状」が現れ、動悸や冷や汗、ふるえなどが現れます。さらに血糖値が50mg/dL程度になると、「中枢神経症状」が現れ、頭痛やあくび、集中力の低下が現れます。さらに50mg/dL以下になると、意識障害が出て昏睡状態に陥ることもあります。低血糖の症状には個人差があったり、無自覚の場合もあったりします。

③活性酸素

人は生きるために必要なエネルギーを得るため、ミトコンドリアで絶えず酸素を消費しています。これらの酸素の一部は活性酸素に変換されることがありますが、細胞に損傷を与えるため、その有害性が指摘されています。

食事ごとに乱高下する血糖値

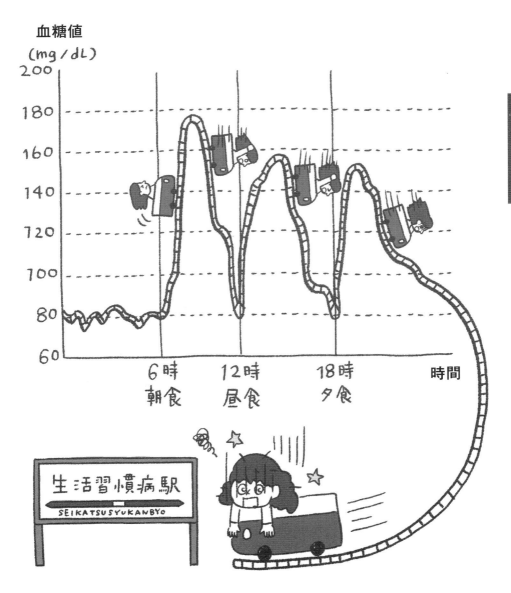

血糖値の乱高下(ジェットコースター血糖)によって血管が傷つくと、肥満をはじめ生活習慣病や、さまざまな病気のリスクが高まる。

第2章　血糖値

04 血糖値の乱高下が悪習慣を招く

■食後の眠気やだるさは低血糖が原因のことも

ジェットコースター血糖は、食後に低血糖を起こします。この状態を「機能性低血糖症（反応性低血糖）」といいますが、糖質を摂った後のインスリン分泌が遅いため、血糖値の急上昇に体がついていけずに起きる症状です。

そのときの典型的な症状としては、食後の眠気①をはじめ、集中力の低下やイライラ、食事をしたばかりなのに空腹感を感じるといったことが挙げられます。また、発汗、不安感や頭痛などを起こす場合もあるため、ジェットコースター血糖が自律神経②にも影響すると判明しているのです。

理由もなくイライラする、気分が落ち込むなど、原因不明だと思っていた日常の気分のムラは、実はジェットコースター血糖が原因で起こっている症状かもしれません。

■病院へ行くほどでない不調が毎日続く

食事のスピードが速い人に、ジェットコースター血糖を起こしやすい傾向があることもわかっています。忙しい日常を送っていると、昼食にじゅうぶんな時間を割けず、炭水化物の多い食べ物を早食いしがちです。その結果、ジェットコースター血糖になり、低血糖を起こして集中力低下でミスをしたり、倦怠感などから体調不良を感じたり……。

ジェットコースター血糖が続くと、日常の不調ばかりでなく、糖尿病予備群③から糖尿病に進行しやすく、そのほかにも動脈硬化や脳卒中、急性心筋梗塞、がん、認知症などになる可能性が上がるのです。

 用語解説

①食後の眠気

食後に眠くて仕方がない、手足が冷える、イライラするなどという人は、「機能性低血糖症（反応性低血糖）」の可能性があります。

②自律神経

心臓の動きなど、自分でコントロールできない体の活動を調整する神経のこと。体の活動時に活発になる交感神経と、安静時に活発になる副交感神経があり、必要に応じて切り替わります。ジェットコースター血糖で激しく血糖値が上下することで、自律神経に影響が現れます。

③糖尿病予備群

現状では糖尿病でなくても、今のままではいずれ糖尿病になる確率が高いという意味で使われる言葉。実際に糖尿病になると、食事・運動・薬物療法のため定期的な通院が必要に。予備群（境界型）の段階で改善を図りましょう。

糖質の高い食事による血糖値の変化

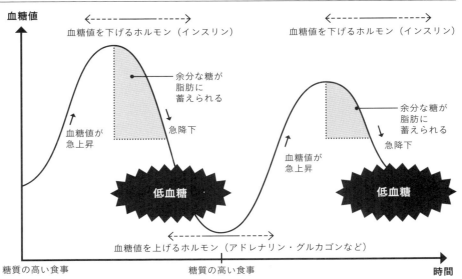

低血糖の症状

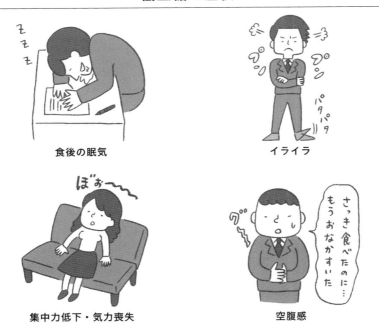

第2章　血糖値

05 | 糖質制限で血糖値の乱高下を抑える

■インスリンの追加分泌を抑えることが大切

　20ページではインスリンの働きについて触れましたが、ここではその種類について説明します。

　インスリンはすい臓から常に少量ずつ分泌される「基礎分泌①」と、食事や間食をしたとき急速に分泌される「追加分泌②」があります。これにより、食後の急激な血糖値の上昇を抑えることができます。

　糖質の高い食事をして血糖値が上がると、それに伴いインスリンの追加分泌量も増加していきます。ところが、日本人は体質的にインスリンを分泌する能力が低い人が多いのです。なので、朝から晩まで高糖質の食事を毎日していると、インスリンを分泌するすい臓のβ細胞が疲弊して、インスリンを出す能力が衰えてしまいます。結果、血糖値が下がらなくなり、肥満ひいては糖尿病を招いてしまうということに。わずか数グラムしかないβ細胞に一生元気で働いてもらうためにも、過労させてはいけないのです。

■ステーキよりもキツネうどんが太りやすい

　糖質制限食を食べた後のインスリンの追加分泌は、基礎分泌の2～3倍程度です。しかし、高糖質の食事だと、数倍～30倍もの追加分泌量になることもあります。

　右ページの図でもわかるように、高糖質のキツネうどんは低糖質のステーキより、インスリンの追加分泌は何倍も多くなっています。つまり、ステーキよりキツネうどんのほうが太りやすいのです。正しい知識を身につけ、摂取する糖質を適切にコントロールして、インスリンの過剰分泌を抑えるようにしましょう。

✎ 用語解説

①基礎分泌

ベーサル（Basal）ともいいます。朝昼晩と1日中、インスリンが一定量で分泌されています。

②追加分泌

ボーラス（Bolus）ともいいます。食事を摂った後に、大量にインスリンが分泌されますが、その量が過剰だと肥満を引き起こします。インスリンの追加分泌は、糖質摂取によって急激に上がった血糖値を下げるために行われます。血糖値が高い状態が続くと、致死的状態に陥ることもあって危険。インスリンの追加分泌によって、血糖値は安定した状態に保たれています。

関連キーワード

インスリン
▶20ページ

> 血糖値とインスリンの変化

キツネうどんとステーキを食べたときの変化

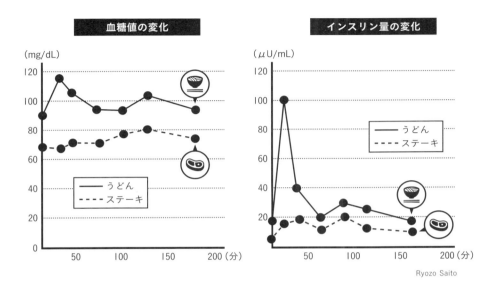

Ryozo Saito

キツネうどんは500kcalで糖質約70gを含む。ステーキはその2倍の1,000kcal前後で、糖質はほぼゼロ。キツネうどんを食べると血糖値が上がり、インスリンの量も多く分泌するため太りやすい。一方、ステーキを食べても血糖値もインスリンも大きく変化しないため、太りにくい。

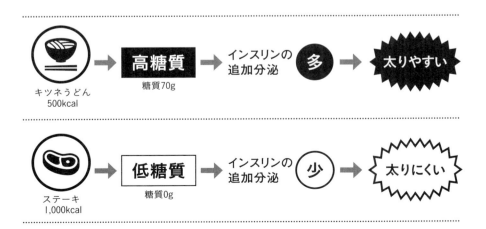

06 血糖値の乱高下が引き起こす病気〔1〕 糖尿病

■I型はインスリンが分泌されなくなる

　糖尿病は、血糖値を下げるインスリンの効き目が落ちたり、効かなくなったりして、血糖値が高くなる病気です。「I型糖尿病」「II型糖尿病」「妊娠糖尿病①」「遺伝子の異常やほかの病気が原因②となる糖尿病」の4つのタイプがあります。代表的なI型糖尿病とII型糖尿病について詳しく見ていきましょう。

　I型糖尿病は、すい臓のβ細胞が攻撃されて破壊し、インスリンが分泌できなくなることで発症します。β細胞が壊される原因はまだ明らかになっていませんが、免疫反応が関わっていると考えられています。子どもや若年層に多く、日本人の発症率は比較的低いです。

■II型はインスリンがじゅうぶんに働かない

　II型糖尿病は、インスリンの分泌不足や分泌のタイミングが遅れる「インスリン分泌障害」と、効き目が悪くなる「インスリン抵抗性」により起こります。多くは中高年以降に見られ、日本人の糖尿病患者の約95%がII型です。

　インスリン分泌障害の原因は、糖質の過剰摂取からすい臓のβ細胞が疲弊することです。先天的にすい臓のβ細胞の機能がよくない場合もあります。

　また、インスリン抵抗性は、運動不足や糖質の過剰摂取、ストレスや加齢などの環境因子、遺伝による肥満などが原因で起こります。肝臓や筋肉などの細胞がブドウ糖を取り込む働きを低下させて慢性の高血糖となり、糖尿病を誘発します。

　糖尿病の症状③としては、尿の量が増える、のどが渇く、体重が減る、疲れやすい、手足の冷え・しびれなどさまざま。日頃の健康チェックは不可欠です。

 用語解説

①妊娠糖尿病

妊娠糖尿病は、妊娠中に発症した糖尿病ではなく、妊娠中に発見された糖代謝異常のことです。妊娠糖尿病の原因はII型糖尿病と共通しており、糖質の過剰摂取、運動不足、肥満などの生活習慣、糖尿病になりやすい体質などの要因が重なって発症します。

②ほかの病気が原因

糖尿病には、遺伝子異常によるもののほか、肝臓やすい蔵の病気、感染症、免疫異常などの病気や、薬剤が原因となって引き起こされるものもあります。

③糖尿病の症状

軽症な糖尿病は自覚症状がないので見逃しがちですが、血糖値の高い状態が続くと、尿の量が増える、のどが渇くなどの症状が出てきます。健康診断などの検査結果から糖尿病だとわかる前に、早く異常を見つけて対策をとることが重要です。

糖尿病の分類

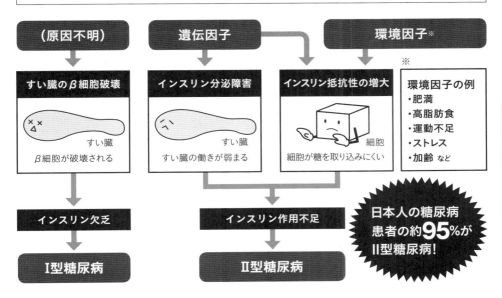

II型糖尿病の発症のしくみ

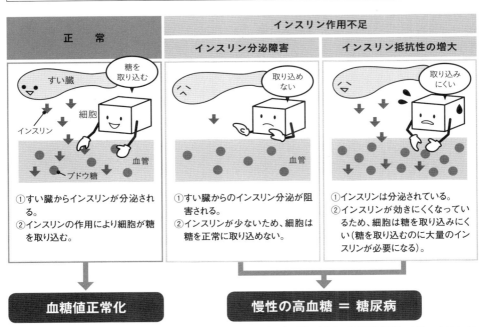

出典：医療情報科学研究所編，病気がみえる vol.3 糖尿病・代謝・内分泌 第4版(2014)12頁，メディックメディア

07 血糖値の乱高下が引き起こす病気〔1〕 糖尿病②

■高血糖状態が長く続くと合併症に

糖尿病発症後、血糖値コントロールをせずにいると、10～15年で合併症を発症するといわれています。糖尿病の三大合併症①は、「糖尿病網膜症」「糖尿病性腎症」「糖尿病性神経障害」で、いずれも細動脈②や毛細血管に障害が起きる病気です。細い血管がダメージを受けることを「細小血管症」といい、網膜症は症状が進むと失明、腎症が末期まで進行すると尿毒症になり、人工透析が必要になります。

現在、糖尿病は発症後に根治する治療法がないため、治療の主な目的は合併症の予防です。それには食事療法による血糖値コントロールが欠かせないのです。

■糖質制限で血糖値コントロールを

右ページの図をご覧ください。いずれも食後の血糖値の変化を示したものですが、糖尿病患者も健康な人も糖質を摂取すると、血糖値が上昇しています。

上の図は、糖尿病食と糖質制限食③を比較したグラフです。図中の糖尿病食とは、2013年まで日本糖尿病学会が推奨していた糖質60％、タンパク質20％、脂質20％の「カロリー制限・高糖質食」です。しかし結果として、朝食と夕食後2時間で血糖値は急上昇しています。一方の糖質制限食は、血糖値の上昇は見られませんでした。下の図は、健康な人が白米（糖質）と焼き肉（タンパク質）を食べた後の血糖値の推移を表した図ですが、白米の方は急上昇しています。

最新の厚生労働省の「平成26年患者調査」では、糖尿病の総患者数は316万6,000人、3年前の前回調査より46万人以上も増加しています。症状改善のほか、糖尿病予防のためにも食生活に気を配りたいものです。

用語解説

①三大合併症

糖尿病網膜症、糖尿病性腎症、糖尿病性神経障害のこと。どの合併症も糖尿病が長期化すると発症します。一般的には、まず糖尿病性神経障害が起こり、次に糖尿病網膜症、さらに進むと糖尿病性腎症になるといわれています。

②細動脈

糖尿病の合併症「細動脈硬化症」は、全身のさまざまな部位の細動脈に生じ、脳や腎臓で重大な問題となります。

③糖質制限食

糖尿病予備群や、軽度の2型糖尿病では、肥満のためにインスリンの効き目が下がります。そのため、食後のインスリン分泌量を抑えられ、さらに体重を減らすことのできる糖質制限食で効果が期待できるのではと言われています。

糖尿病食と糖質制限食の比較

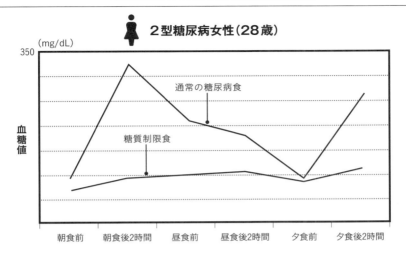

通常の糖尿病食では朝食と夕食後2時間で血糖値が急上昇。
一方、糖質制限食は食事前後で血糖値がほとんど変わらない。

出典:『糖質制限の教科書』（洋泉社）

白米と焼き肉を食べたときの食後血糖値の比較

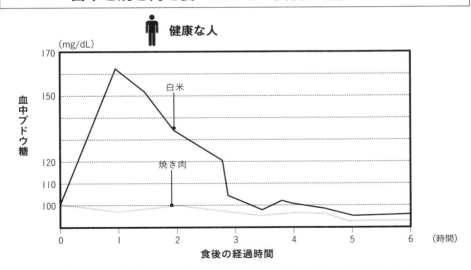

健康な人が白米を食べたときは血糖値が急上昇し、焼き肉を食べたときは血糖値がほとんど変わらないことを表す実験結果。このことからヒトは糖質を摂取することで血糖値が上昇することがわかる。

出典:『糖質制限の教科書』（洋泉社）

08 血糖値の乱高下が引き起こす病気〔2〕 動脈硬化・心筋梗塞

■血管が詰まって血液の流れが滞る

血糖値が高い状態が続くと、大きなダメージを受けるのが血管です。健康な人の血液はサラサラしていて、血管もやわらかく、血液もスムーズに流れます。しかし、血糖値が高くなると血液がドロドロして、血管も硬く、血液の流れも悪くなります。

ジェットコースター血糖が繰り返されると血管に負担をかけ、血管の壁が傷つけられます。その壁を修復しようとコレステロールが集まりますが、活性酸素により酸化し、マクロファージ①に排除されます。死んだコレステロールとマクロファージは血管の内膜のなかに蓄積し、粥状のコブ（プラーク）を作ります。その結果、血管が狭くなり、ますます血流が悪くなる状態に。これが動脈硬化です。さらにプラークが何らかの原因で破れると血小板が集まり、これにより血管が詰まって血栓になります。

心臓のポンプの役割である心筋に血液を送り込む冠動脈が詰まり、血液の供給がストップした状態が心筋梗塞。全身の血流が止まり、命に関わる状態となります。

■気づかないまま動脈硬化が進行

糖尿病や高血圧に加え、肥満も動脈硬化の原因②といわれますが、肥満になると高血圧にもなりやすくなります。動脈硬化は自覚症状がないため、気づかないうちに悪化していることも。また、動脈硬化による糖尿病の合併症として、大血管症③という病気が発生することもあります。

そんな事態を回避するには、ジェットコースター血糖を防ぐ糖質制限食が有効です。動脈硬化を防ぐことで心筋梗塞も予防できます。

用語解説

①マクロファージ

白血球の一種。体に侵入してきたウイルスや有害菌、体内のがん細胞や酸化物質、寿命を終えた赤血球、白血球、血小板などの老廃物を消化分解する免疫細胞です。

②動脈硬化の原因

これまでは血液中のコレステロールが血管の壁に蓄積することで動脈硬化が起こるとされてきました。しかし、コレステロールには細胞膜を作る機能があるので、食後高血糖により血管の壁が炎症を起こすと、その内皮細胞を修復しようとして集まります。しかし、活性酸素によって自らも酸化、マクロファージに排除されず、死んだコレステロールとマクロファージが蓄積してコブ（プラーク）を作ります。

③大血管症

糖尿病の動脈硬化による合併症。心臓に血液を送る血管が障害を受けると狭心症や心筋梗塞、脳の血管が障害を受けると脳卒中が起こります。

動脈硬化が起こる仕組み

正常な血管

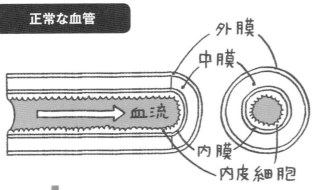

血管のなかを赤血球や血小板がスムーズに流れている。

↓ **高血糖により血管の壁（内皮細胞）に炎症が起きると……**

動脈硬化

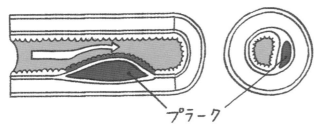

内皮細胞の修復後に酸化したコレステロールとマクロファージが、内膜のなかに粥状のプラークを作り、血管が狭くなり血流が悪くなる。

↓ **不安定なプラークが何らかの原因で破れると……**

血栓

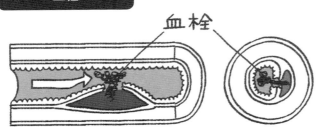

血小板が集まって血栓になり、血管をふさいで血流が止まる。

09 血糖値の乱高下が引き起こす病気〔3〕 脳卒中

■脳卒中は介護が必要になる病気の第1位

　一般に脳卒中といわれる「脳血管疾患」。厚生労働省「平成26年患者調査」によると、患者数は117万9,000人にのぼります。

　また、内閣府「平成28年度版高齢社会白書」では介護が必要になる原因の第1位となっており、全体の約2割が脳卒中によって介護が必要である現状を示しています。

　脳卒中には血管が詰まる「脳梗塞」と、血管が破れる「脳出血」「くも膜下出血①」があります。さらに脳梗塞は、細い動脈が詰まる「ラクナ梗塞②」、大きな動脈が詰まる「アテローム血栓性梗塞③」、心臓の血栓が脳の動脈に流れ込む「心原性脳塞栓症」に分けられます。

■糖質制限で脳梗塞や脳出血を防ぐ

　脳梗塞の主な原因は、動脈硬化です。血糖値の乱高下や食後高血糖が、脳内の血管を詰まらせ血のめぐりが悪くなることで起こり、糖尿病や肥満がその遠因にもなります。脳出血も高血圧や動脈硬化によって引き起こされ、意識障害、感覚麻痺、運動麻痺などになります。

　糖質制限食を取り入れると、インスリンの追加分泌を抑制し、血管の壁の損傷も抑制されるため動脈硬化になりにくく、結果として脳梗塞の予防に。くも膜下出血以外の脳卒中の場合、糖質制限食が有効です。

　糖質制限食は、精神的ストレスからくる「緊張性頭痛」や血流が一気に増加することで起こる「偏頭痛」が改善したという症例もあり、頭痛持ちの人にも効果が期待できます。

 用語解説

①くも膜下出血

くも膜下出血のほとんどは、頭蓋骨と脳の間にあるくも膜下の動脈にできたコブである脳動脈瘤が破裂して起こることが知られています。原因は動脈瘤異常といわれる先天的要因、ケガのほか、原因が特定できないケースもあるため、糖質制限食によるメリットはあまり期待できません。

②ラクナ梗塞

日本人の脳梗塞のなかでは一番多いタイプ。比較的高齢者に多く、血管の詰まる症状は緩やかに進行します。夜間や早朝に発症して、起床後に言葉を話しづらかったり、手足にしびれを感じることで気がつきます。

③アテローム血栓性梗塞

首から脳へ通じる頸動脈や、脳内の大きい血管が詰まることで起こります。日本人には少ないタイプでしたが、糖質過多など食生活の変化に伴って増加傾向にあります。

脳卒中の代表的な疾患

脳卒中
(脳血管疾患)

脳梗塞
脳の血管が詰まるなど、何らかの原因で脳の血のめぐりが正常の1/5から1/10程に低下し、脳の組織が酸欠や栄養不足に陥る。その組織はやがて壊死する。

脳出血
脳のなかの血管が破れ、脳のなかに出血した状態。意識障害、感覚障害、運動麻痺などの症状が現れる。

くも膜下出血
脳動脈瘤といわれる血管のふくらみが、ある日突然破裂することによって発症する。高血圧・喫煙・多量の飲酒・隔世遺伝などが原因とされる。

糖質制限食は頭痛にも効果的!?

緊張性頭痛
精神的ストレスや長時間のデスクワークが原因で起こる頭痛。肩や首まわりの血流がよくなると改善される。

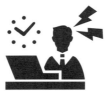

偏頭痛
血管が一気に拡張し、血流が増加することで起こる頭痛。偏頭痛が起きているときは、入浴や運動は避ける。

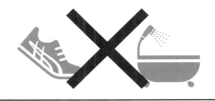

糖質制限食によって改善したという症例あり!

第2章　血糖値

10　血糖値の乱高下が引き起こす病気〔4〕　がん（悪性新生物）

■がんの原因は高血糖と高インスリン

厚生労働省「平成28年人口動態調査」で、日本人の死亡原因①第1位は、「がん（悪性新生物）」でした。過去5年間を振り返っても、歴代1位です。がんの原因は発症部位によってもさまざまですが、高血糖②、高インスリンが原因として注目されています。

普通の細胞が異常な状態になった場合、自然消滅する作用（アポトーシス）が人体には存在します。しかし、がん細胞は自然消滅せず増殖。これは細胞の成長を促す働きを持つインスリンが、間接的にがん細胞の増殖を助けることでアポトーシスを抑制することも原因のひとつと考えられています。

■がん細胞のエネルギーは主にブドウ糖

高血糖になると活性酸素が発生し、血管にダメージを与えるなどの影響がありますが、DNA（遺伝子）にも悪影響を及ぼします。がん細胞はDNAの複製ミスによって発生しますが、活性酸素によるDNAへのダメージがその原因と考えられています。

また、がん細胞には主にブドウ糖を多く取り込み、エネルギーにするという特性があります。がんを発見するPET-CT検査では「がん細胞は正常細胞に比べ、3～8倍のブドウ糖を取り込む」という性質を利用しており、この検査法自体が、がん細胞のエネルギーが主に糖質であることを示しています。また、糖尿病③もがんリスクを高めることがわかっています。

アメリカの国立がん研究所の「デザイナーフーズ計画」というプロジェクトでは、がん予防に効果が期待できる植物性食品をピラミッドの表にまとめています（87ページ参照）。

 用語解説

①日本人の死亡原因

1位「がん（悪性新生物）」、2位「心疾患」、3位「肺炎」、4位「脳血管疾患」です。男性の順位は全体とまったく同じですが、女性の順位は異なり、1位「悪性新生物」、2位「心疾患」、3位「老衰」、4位「脳血管疾患」となっています。

②高血糖

食後高血糖が「がんの発症リスクの上昇と関連している」と、国際糖尿病連合が「食後血糖値の管理に関するガイドライン」（2007年、2011年）で表明しています。

③糖尿病

糖尿病になるとがんにかかりやすくなります。国立がん研究センターの調査によると、糖尿病の人は、そうでない人と比べてがんにかかるリスクが男性で27％、女性で21％高くなるという結果が。男性では肝がん、腎がん、膵がん、結腸がん、胃がんに、女性では肝がん、胃がん、卵巣がんにかかるリスクが高まります。

関連キーワード

アポトーシス
▶86ページ

がんは国内での死因第1位

死因順位別死亡数の年次推移

死因順位	平成26年(2014年) 死因	死亡数(人)	平成27年(2015年) 死因	死亡数(人)	平成28年(2016年) 死因	死亡数(人)
第1位	がん(悪性新生物)	368,103	がん(悪性新生物)	370,346	がん(悪性新生物)	372,986
第2位	心疾患	196,925	心疾患	196,113	心疾患	198,006
第3位	肺炎	119,650	肺炎	120,953	肺炎	119,320
第4位	脳卒中(脳血管疾患)	114,207	脳卒中(脳血管疾患)	111,973	脳卒中(脳血管疾患)	109,320

出典：厚生労働省「平成28年人口動態調査」

糖尿病既往の人のがんリスク

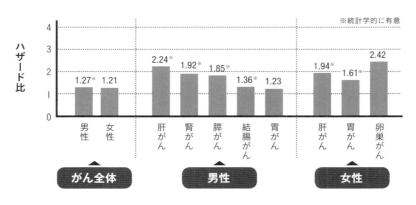

糖尿病既往者（糖尿病になったことがある人）男性4万6,548人、女性5万1,223人（約10万人）が、糖尿病でない人と比べた際のハザード比（がんにかかるリスク）を調べた結果。男女とも、糖尿病既往だと各種がんになる比率が高いことがわかる。

出典：国立がん研究センターによる「多目的コホート研究」HPよりhttp://epi.ncc.go.jp/jphc/

11 血糖値の乱高下が引き起こす病気〔5〕 アルツハイマー病

■糖尿病とアルツハイマー病の深い関係

アルツハイマー病①は「脳の糖尿病」と呼ばれるほど糖尿病（高血糖）と深く関わっています。アルツハイマー病は認知症の一種で、原因は未解明の部分も多いですが、アミロイドβ②が脳細胞に蓄積することで、脳の萎縮が起こって発症するといわれています。

正常な人の脳では、インスリン分解酵素がインスリンを分解すると同時にアミロイドβも分解し、脳内のアミロイドβの量を一定に保ちます。

ところが、糖尿病（高血糖）でインスリン濃度が高まった「高インスリン血症」の状態になると、インスリン分解酵素はインスリンの分解を優先し、アミロイドβの分解に手が回らなくなります。その結果、脳内にアミロイドβが増加し、脳細胞に沈着。脳が萎縮し、アルツハイマー病になる確率が上がっていくのです。

■高血糖はアルツハイマー病になりやすい

糖尿病とアルツハイマー病の関係性が、研究で明らかになっています。右ページの下図をご覧ください。九州大学の「久山町研究③」で、高齢の糖尿病患者の場合、糖尿病や糖尿病予備群の人はそうでない人に比べ、アルツハイマー病や血管性認知症④の発症するリスクが2〜4倍も高いという結果が出ています。

厚生労働省によると、2025年には全国の認知症患者は700万人を超え、65歳以上の高齢者の5人に1人が罹患すると推定されています。

インスリンの追加分泌に加え、アルツハイマー病の要因と考えられているインスリン抵抗性。この２つが起こりにくい食事は、アルツハイマー病のリスクを下げることが期待されているのです。

用語解説

①アルツハイマー病
ドイツの病理学者アルツハイマー博士によって、1906年に初めて報告された大脳が萎縮する疾患。記憶や思考が低下する症状が現れます。

②アミロイドβ
特殊なタンパク質で、脳内の老廃物。アミロイドβがたくさん集まると脳神経細胞を死滅させる「老人斑」となります。そのためアミロイドβはアルツハイマー病の原因といわれています。

③久山町研究
九州大学医学部が中心となり、福岡県久山町で行われている生活習慣病の調査研究。研究に参加している人が死亡すると、病理解剖を行い死因について解析されています。

④血管性認知症
脳の血管が詰まったり出血したりして発症。日本ではアルツハイマー病に次いで多くの患者がいます。

関連キーワード
インスリン抵抗性
▶58ページ

高血糖がアルツハイマー病になりやすい要因

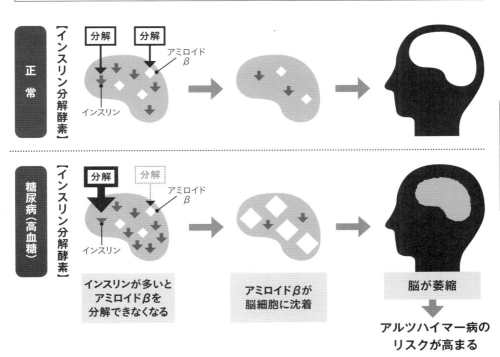

糖尿病とアルツハイマー病の関係

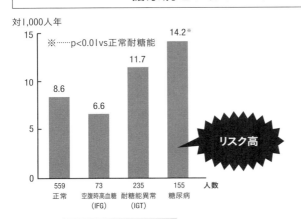

福岡県久山町の60歳以上の男女1,017人を対象に、耐糖能レベル別（WHO基準）でアルツハイマー病の発症率を比較。ブドウ糖の処理能力である耐糖能が悪くなり糖尿病になると、正常人よりも発症リスクが上がっている。

出典：久山町研究、1988〜2003年

12 糖質制限食の有効性

■糖質制限食の日米での捉え方の違いと変遷

アメリカでは1900年代初期まで、糖質制限食が糖尿病治療の主流でした。しかし、1921年のインスリンの発見により、「糖質を厳しく制限する必要はない」という考えに。その後1986年には、米国糖尿病学会（ADA）①は、糖質の推奨摂取量を60％まで増やしました。しかし、1993年に1型糖尿病患者の大規模な研究の結果、糖質管理食の有効性が示され、翌年の1994年には米国糖尿病学会も方針を転換。2008年には低炭水化物食を推奨するに至りました。

2013年に米国糖尿病学会は「食事療法に関する声明②」で「全ての糖尿病患者に適した唯一無二の糖尿病食事療法はない」とし、有効な食事療法を提示したなかに糖質制限食も入れられました。

■日本の状況も徐々に変わりつつある

日本糖尿病学会は、1969年から「糖質60％、タンパク質20％、脂質20％のカロリー制限食」を糖尿病治療食として推奨してきました。

その流れが2013年まで続きましたが、2014年に「糖尿病治療ガイド」で糖尿病治療における適正なエネルギー摂取量を男女共に200kcalずつ増加。つまりカロリーの制限基準が緩やかになったのです。

また、2017年には1日に必要なエネルギー量③は「標準体重×身体活動量」とし、個々の状況に適した数値へと変わりました。これによると炭水化物は摂取エネルギーの50〜60％、タンパク質は標準体重1kgあたり1.0〜1.2g（1日約50〜80g）、脂質は摂取エネルギーの20〜25％となっています。

 用語解説

①米国糖尿病学会（ADA）
American Diabetes Association、略してADA。

②食事療法に関する声明
2013年10月、ADAが糖尿病の食事療法の選択肢のひとつとして、糖質制限食を公に認めた際の声明。

③必要なエネルギー量
糖尿病の食事療法で定義されている1日のエネルギー量は、男性1,600〜2,000kcal、女性1,400〜1,800kcalが目安。しかし、個人差があるため「標準体重×身体活動量＝必要なエネルギー摂取量」で計算します。標準体重（kg）は身長（m）×身長（m）×22で求め、以下の身体活動量の目安でかけあわせます。目安は、軽労作・デスクワークが多い職業などは25〜30kcal、普通の労作・立ち仕事が多い職業などは30〜35kcal、重い労作・力仕事が多い職業などは35kcal〜です。

糖質制限食の歴史過程

アメリカにおける糖質制限食への見解（米国糖尿病学会など）

〜1900年代初期	糖質制限食が糖尿病の治療食として主流を占める。
1921年	カナダの医師フレデリック・バンディングらがインスリンの抽出に成功。インスリン注射の登場により、糖尿病患者の糖質摂取量の増加を容認。
1993年	糖質管理食が成功をおさめ、これ以降1型糖尿病患者を中心に徐々に糖質管理食が広まる。
2004年	「血糖値を上昇させるのは糖質だけである」ということが認識される。
2008年	「食事療法に関する声明2008」で糖質管理の重要性を説き、低炭水化物食を推奨。1年の期限つきで、糖質制限食の有効性を認める見解を記載。
2012年	ADAのレビュー論文に、糖尿病患者の体重減少以外の症状への糖質制限食の有効性が認められる。さらに脂質制限の無効性が示される。
2013年	「食事療法に関する声明2013」で「唯一無二の糖尿病食事療法はない」と表明。期限や限定なしで、糖質制限食を容認。

● 日本における糖質制限食への見解（日本糖尿病学会）

1965年	「食品交換表」初版にて、糖尿病治療のための食事の原則を①適正なカロリー、②糖質量の制限、③糖質・タンパク質・脂質のバランス、④ビタミン及びミネラルの適正な補給、と明記。
1969年	「食品交換表」2版にて、糖尿病治療のための食事の原則を①適正なカロリー、②糖質・タンパク質・脂質のバランス、③ビタミン及びミネラルの適正な補給とする。　※「糖質量の制限」の文言を削除
2013年	2013年まで、唯一無二の食事療法として「カロリー制限・高糖質食（糖質60％、タンパク質20％、脂質20％）」を推奨。
2014年	「糖尿病治療ガイド」にて男女それぞれの適正なエネルギー摂取量が15年ぶりに引き上げられる。カロリー制限が緩やかになる。

出典:『糖質制限の教科書』(洋泉社)より一部改変

13 血糖値の自己管理

■血糖値は1日のなかでも移り変わる

ジェットコースター血糖を防ぐには、まず自分の血糖値を把握することが肝心です。健康診断で異常がないから必要ない、と思うかもしれませんが、そのときだけ血糖値が標準値だった可能性も。血糖値は摂取した食物や時間、活動の状況など、1日のなかで刻一刻と変化するものなのです。

体温なら「寒気がするから熱があるのでは」と自覚できますが、普段の生活で血糖値を意識するのは難しいこと。自覚症状が出て高血糖と診断された場合、症状がかなり進んでいる可能性もあります。

■尿糖計、尿糖検査薬で食後の血糖状態を把握

血糖値がどのように推移するかは、専門クリニックでの糖負荷検査①以外でも、市販の血糖測定器②を薬局やインターネットで購入し、血糖自己測定③することで調べることができます。最近では自宅で簡単に測定できる小型・軽量・痛みの少ないものなど、さまざまなタイプの測定器が出ています。

血糖測定器は針で指先を刺して出血させ、採血時の血糖値を測定するもの。食後高血糖を調べたいなら、尿糖計、尿糖検査薬を使う方法もあります。尿糖はブドウ糖が尿に出てきたもので、試験紙での測定の場合、血糖値が160〜180mg/dLを超えなければ陰性になってしまうため、高血糖でない人はデジタル尿糖計がおすすめです。食前に排尿し食後に検査すれば、その差から食後高血糖か知ることができます。

血糖測定器でも尿糖計でも、食事の1〜2時間後あたりで、可能な限り毎日同じ時間に測定するのがポイントです。

用語解説

①糖負荷検査

専門の医療機関で受けることのできる血糖値の測定検査。一定量(75g)のブドウ糖水溶液を飲み、その後の血糖値がどのように推移するかを30分ごとに測定して、糖尿病かを判断します。通常は2時間ですが、5時間糖負荷検査を行っている医療機関もあります。

②血糖測定器

血糖測定は、センサーで血を測定するデジタル式と、試験紙に吸わせて測定する方法があります。測定器は、薬事法で「高度管理医療機器」に分類されていて扱っている薬局が少ないため、インターネット通販が便利。本体以外の消耗品(穿刺針、センサー、試験紙など)は薬局などでも入手できます。

③血糖自己測定

血糖値を自分で測定すること。SMBG(Self Monitoring of Blood Glucose)ともいいます。

糖負荷検査の概要

「糖負荷検査」は専門医療機関でしか受けられない

●2時間糖負荷検査

75gのブドウ糖を飲む → 30分後 / 60分後 / 90分後 / 120分後

30分ごとに血糖値を測る

血糖値が140mg/dLを超えたら対処が必要

血糖自己測定の種類

血糖測定

血糖測定は、針で指先を刺して出血させ、センサーで測定するデジタル式と、試験紙に吸わせて測定する方法がある。自分の血糖値をこまめにチェックしたい人は最適。

尿糖測定

試験紙に尿をつけ、色の変化で血中のブドウ糖の有無を判断する。ただし高血糖(160〜180mg/dL)でないと陰性になるので、境界型を含む軽症の糖尿病をコントロールするなら、精度の高いデジタル尿糖計がおすすめ。

注目!

医療機関で装着してもらう「FreeStyle リブレ」は、糖尿病の血糖値管理を補助することを目的とし、最長14日間にわたりデータを測定・記録できる計測器。インスリン注射が必要な糖尿病患者を対象に保険適応。

第2章 血糖値

14 血糖値はこんなに乱高下する

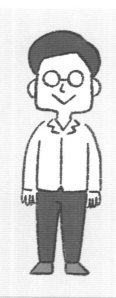

40代男性 Aさんの場合

☑「ジェットコースター血糖」をチェック

牛丼とラーメンをこよなく愛するAさん。40歳を過ぎ、そろそろ健康にも気をつけなければと思いつつも、なかなかやめられないとのこと。そこで、まずは24時間計測可能な血糖自己測定器をつけ、1週間の血糖値変動をチェックすることに。

血糖自己測定器

1日目

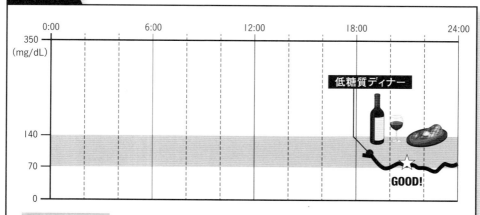

初日は18:00過ぎから計測を開始。夕食はイタリアンで、18:30から食事をスタート。生ハムやステーキなど肉がメインで、お酒はシャンパンと赤ワインを少々。デザートも軽く食べたが、血糖値は横ばい。

第2章で説明した、血糖値の急上昇と急降下。
モニターAさんの実際の計測結果をもとに、
どのくらい血糖値が乱高下するのかを見てみましょう。

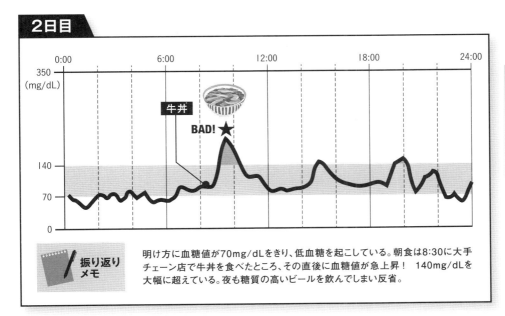

2日目

振り返りメモ：明け方に血糖値が70mg/dLをきり、低血糖を起こしている。朝食は8:30に大手チェーン店で牛丼を食べたところ、その直後に血糖値が急上昇！ 140mg/dLを大幅に超えている。夜も糖質の高いビールを飲んでしまい反省。

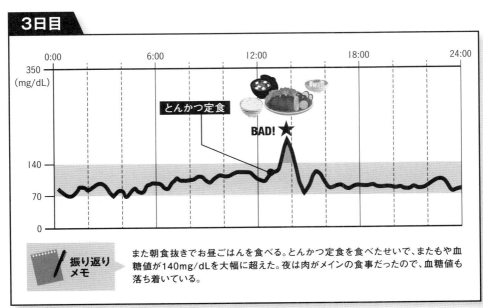

3日目

振り返りメモ：また朝食抜きでお昼ごはんを食べる。とんかつ定食を食べたせいで、またもや血糖値が140mg/dLを大幅に超えた。夜は肉がメインの食事だったので、血糖値も落ち着いている。

第2章 血糖値

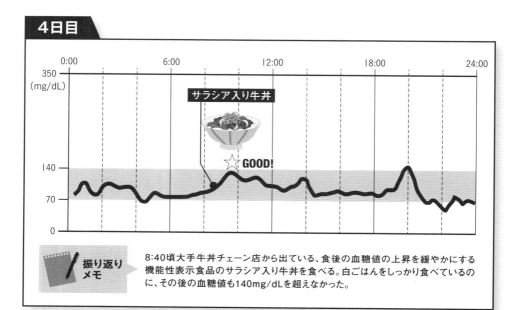

8:40頃大手牛丼チェーン店から出ている、食後の血糖値の上昇を緩やかにする機能性表示食品のサラシア入り牛丼を食べる。白ごはんをしっかり食べているのに、その後の血糖値も140mg/dLを超えなかった。

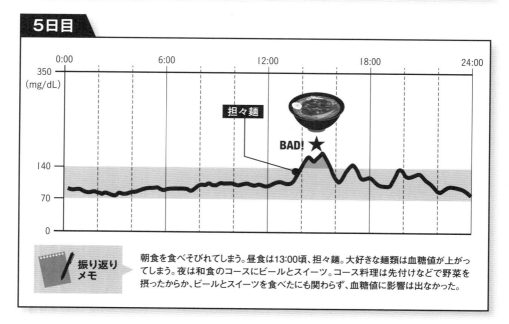

朝食を食べそびれてしまう。昼食は13:00頃、担々麺。大好きな麺類は血糖値が上がってしまう。夜は和食のコースにビールとスイーツ。コース料理は先付けなどで野菜を摂ったからか、ビールとスイーツを食べたにも関わらず、血糖値に影響は出なかった。

［実録］血糖値はこんなに乱高下する

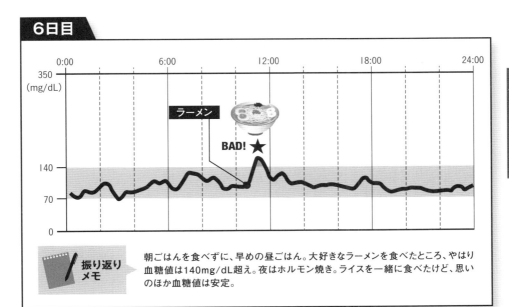

6日目

振り返りメモ
朝ごはんを食べずに、早めの昼ごはん。大好きなラーメンを食べたところ、やはり血糖値は140mg/dL超え。夜はホルモン焼き。ライスを一緒に食べたけど、思いのほか血糖値は安定。

7日目

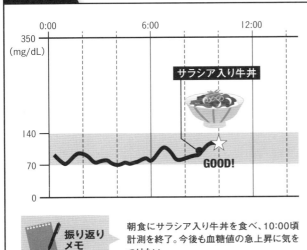

振り返りメモ
朝食にサラシア入り牛丼を食べ、10:00頃計測を終了。今後も血糖値の急上昇に気をつけたい。

麻生れいみから アドバイス

・昼食後の血糖値が急上昇するので朝食は必ず摂りましょう

・昼食は丼ものや麺を避けましょう。定食はごはんを控えて、野菜などの小鉢を追加して

・高糖質のビールよりも低糖質のワインがおすすめです

第2章　血糖値

第2章の要点チェック

**次の文章にあうように（　　）に適切な語を
下の選択肢のなかから選びましょう。**

（1）　健康診断では（　①　）とヘモグロビンＡ１ｃ値を診断する。

（2）　隠れ糖尿病の場合、（　②　）に血糖値がグンと上がるため
　　　（　①　）だけでは見つかりにくい。

（3）　高糖質でインスリンが大量に分泌されると、血糖値が（　③　）。
　　　また糖質をたくさん食べると血糖値が（　④　）する。

（4）　ジェットコースター血糖になると（　⑤　）に影響し、イライラや
　　　不安の原因になる。

（5）　糖質制限はインスリンの（　⑥　）を抑える。

（6）　糖尿病によるインスリン分泌障害の原因は、糖質の過剰摂取から
　　　すい臓の（　⑦　）が疲弊するため。

（7）　糖尿病によるインスリン抵抗性は、（　⑧　）や糖質の過剰摂取、
　　　環境因子、遺伝による肥満が原因となる。

（8）　ジェットコースター血糖が繰り返されると、糖化ストレスによって
　　　血管が傷つき（　⑨　）の原因になる。

（9）　高血糖になると、（　⑩　）が間接的にがん細胞を活性化させる。

（10）高血糖を防ぐには、まず自分の血糖値を（　⑪　）する。

β細胞　　動脈硬化　　インスリン　　把握　　急上昇　　食後　　運動不足

追加分泌　　急降下　　空腹時血糖値　　自律神経

解答
①空腹時血糖値　②食後　③急降下　④急上昇　⑤自律神経　⑥追加分泌　⑦β細胞　⑧運動不足
⑨動脈硬化　⑩インスリン　⑪把握

第3章

糖質制限の食事

正しい食事法とダイエット

糖質制限は、ただ単に糖質を減らせばいいのではありません。
その分、タンパク質とビタミン・ミネラルをしっかり摂る必要があります。
第3章では、「糖質制限の食事」についてお話します。
ダイエットや具体的な糖質量、食べる順番などについて紹介します。

第3章　糖質制限の食事

01 糖質制限食は「健康食」

■ダイエット食から健康食へ

　第2章でもお伝えしたように、糖質制限食とは糖質の摂取をできるだけ減らす食事のこと。ダイエット目的で「糖質オフ」を始めると比較的効果が現れやすいため、この食事法はまたたく間に広がりました。

　また、ある病院では糖尿病患者に糖質制限の食事法を試したところ、血糖や尿糖の値が改善したうえ、健康的にやせていく患者が続出。肥満解消のカギは脂肪やカロリー①ではなく、「糖質」にあるということが明らかになりました。つまり、糖質制限食はダイエット食というより健康食といえるのです。

■「主食」を減らして「主菜」や「副菜」を足す

　一方で、ごはんだけ抜くなど間違った糖質制限をしている人が増えているのも、残念ながら事実です。糖質を減らすだけでは意味がないからです。糖質制限食のポイントは、「主食②を抜いた分、主菜③や副菜④を足す」食事にすることです。

　ごはんやパン、パスタ、うどんなどの主食とされる食べ物を控えめにして、その代わりに主菜、つまりおかずを1〜2品足さないといけません。肉や魚、卵、チーズ、大豆製品など代謝を上げるタンパク質と、野菜やきのこ、海藻類など体の調子を整えるビタミン、ミネラル類はしっかり摂取しましょう。

　主食を減らしても、おかずをたくさん食べられるので無理なく継続できますし、カロリーを気にする必要もありません。

　低糖質、高タンパク質、高脂質。この栄養バランスが人体の機能をスムーズに動かし、食後の高血糖も防いでくれます。これが糖質制限食の基本的な考え方です。

 用語解説

①カロリー
1gの水の温度を1℃上げるのに必要な熱量のこと。栄養学では摂取した食べ物を消費する際の熱エネルギーの大きさを表します。単位はkcal（キロカロリー）。

②主食
食事の中心となるもの。主にごはん・パン・麺など炭水化物を多く含む穀類を指します。

③主菜
肉・魚・大豆・卵などを用いたメインのおかず（総菜）のこと。タンパク質・脂質・エネルギーの供給源となります。

④副菜
野菜・きのこ類・海藻類などを用いたサブのおかず（総菜）のこと。主にビタミンやミネラル、食物繊維の供給源になります。サラダや酢の物、具だくさんの汁物や野菜炒めなど。

糖質制限食の基本的な考え方

主食を減らす

ごはんなどの炭水化物を減らす

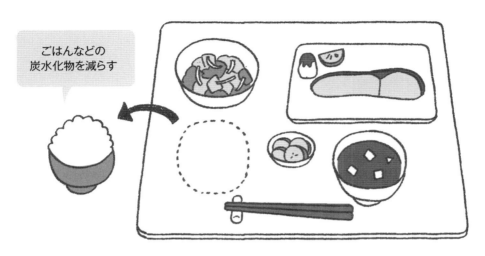

主菜や副菜を足す

肉や魚、卵や豆腐などタンパク質のおかずや、おひたしや酢の物など副菜を増やす

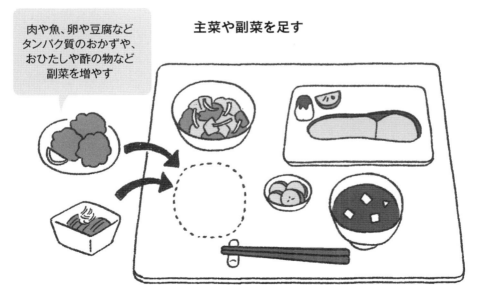

02 糖質制限食のポイント

■糖質オフのやり方は人それぞれ

このページでは、糖質制限食のポイントを5つ紹介します。まずひとつめは糖質を減らすこと。これが糖質制限食の出発点です。

糖質の摂取量は人それぞれですが、自分の現状（肥満、病気など）、何のために糖質制限食を取り入れるのか（ダイエット、病状回復、健康維持）、運動をするかによって、摂取量は異なります。

仮に、肥満のためのダイエット目的の場合、糖質オフ開始後1週間だとすると、1日の糖質量①は60g以下に抑えるのが理想的です。つまり1食あたりの糖質は20g以下。茶碗1膳（約150g）のごはんには糖質が約60g含まれるので、ごはんやパンなどの穀類は1人前の1/3量が目安となります。

■タンパク質、オイル、水分をたっぷり摂取する

ポイントの2つめは、肉や魚、大豆製品など豊富なタンパク質をしっかり摂取すること。代謝②が上がり、脂肪が燃えやすい体になります。3つめは野菜、きのこ、海藻類に含まれるビタミンやミネラルなどを摂ること。また、野菜の食物繊維は余計な糖質の吸収を抑えてくれるので有用です。

4つめは細胞膜③や脳、神経組織、ホルモンの材料になる大事な栄養素である良質なオイル（油）をチャージすること。そして5つめは、水分補給をこまめに行うこと。糖質をカットすると肝臓に貯蔵されているグリコーゲンが使われ、このとき同時に水分が必要とされます。そのため、糖質制限中は体内の水分量が減っているので、1日1リットル以上の水分を摂るようにしましょう。

 用語解説

①1日の糖質量

私がアドバイザーの資格を持つケトジェニックダイエットは、ケトン体の生成を伴う糖質制限食です。このケトジェニックダイエットでは、食品や食材の糖質量が100gあたり10g未満の場合、その食品を低糖質食品とみなし、1食（1日）あたりの糖質量には加算しません。糖質制限といえども、さまざまな設定があります。特に長期的に糖質制限を行う場合は、安全性の高い緩やかな糖質量をおすすめします。

②代謝

生体内で物質が次々と化学的に変化して入れ替わる反応のこと。また、それに伴ってエネルギーが出入りすることをいいます。

③細胞膜

細胞質を取り囲む薄い膜のこと。リン脂質とタンパク質から成ります。

糖質制限食のポイント

1 糖質を減らす

まず糖質の摂取量を減らすこと。基本的に糖質は1食あたり20g以下、1日60g以下に抑えるのがベスト。

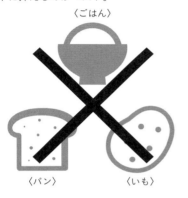

〈ごはん〉 〈パン〉 〈いも〉

2 タンパク質をしっかり摂る

糖質をカットした分はタンパク質で補います。豊富なタンパク質は代謝をアップさせます。

〈肉〉 〈魚〉

〈大豆製品〉 〈チーズ〉

3 ビタミン、ミネラルを摂取

野菜、きのこ、海藻類に含まれるビタミンやミネラルなどの栄養素はダイエット中にこそ積極的に摂取しましょう。

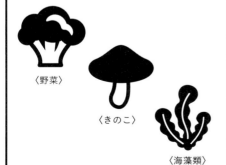

〈野菜〉 〈きのこ〉 〈海藻類〉

4 良質なオイルをチャージ

オメガ3脂肪酸や中鎖脂肪酸など、良質なオイルを意識してチャージしましょう。

5 水分はこまめに補給

糖質制限時は体内の水分量が減少します。1日1リットル以上は水を飲みましょう。

第3章　糖質制限の食事

03 糖質制限食はなぜ体にいいのか？

■糖質制限食の美容へのメリット

糖質制限食の有効性は第1章と第2章で既に説明してきましたが、「やせる」「血糖値を下げる」以外にもさまざまなメリットがあります。

血糖値が安定することで、全身の血流や代謝がよくなり、ホルモンバランス①が整って肌や髪にツヤが出るなどの効果が。タンパク質もしっかり摂取するため、肌がうるおって美肌が作られるうえ、抜け毛や枝毛も少なくなって髪にハリが出てきます。また体内の水分が排出されやすくなり、むくみ②も解消。足全体がスラリとした印象になる人も。

このように、糖質制限食は、美しく、若々しくいられる効果が満載。特に女性は「キレイにやせられる」と喜ぶ方が多いです。

■メタボやアルツハイマー病の予防にも効果大

糖質制限をすることで発生するケトン体の一種β-ヒドロキシ酪酸には、酸化を防ぐ抗酸化作用③もあります。つまり、β-ヒドロキシ酪酸が発生することで、がんや動脈硬化、アルツハイマー病の予防、アンチエイジング効果など、多様な健康作用も期待できます。

また、糖質制限を続けるとメタボリックシンドローム（内臓脂肪症候群）になるリスクも低下します。いわゆるメタボとは、肥満が原因となって全身の代謝が乱れた状態のことで、引き金となるのは蓄積された内臓脂肪④です。これが肥大化すると脂肪細胞⑤が増え、動脈硬化や心臓病、脳卒中を引き起こす原因になるのです。

糖質制限は、ダイエットや血糖値の安定だけでなく、このようにさまざまな健康面の効果があるのです。

用語解説

①ホルモンバランス
体内で生成・分泌され、特定の器官にのみ作用するホルモン（化学物質）がうまく機能するバランスのことです。

②むくみ
全身を流れている血液中の水分が、血管やリンパ管の外に染み出して、皮膚の下に溜まった状態のことです。

③抗酸化作用
体内の酸化（酸素が関与する有害な働き）を抑える作用のこと。ビタミンC、ビタミンE、ポリフェノールなどが高い抗酸化作用を持ちます。

④内臓脂肪
内臓の周囲についた脂肪のこと。内臓脂肪のつき過ぎにより、高血圧・高脂血症・高コレステロールなど複数の症状を持つ状態をメタボリックシンドロームと呼びます。

⑤脂肪細胞
多量の脂肪を含む細胞のこと。脂肪組織を構成します。

関連キーワード
β-ヒドロキシ酪酸
▶38ページ

糖質制限食のメリット

糖質を控えた食事をすると、さまざまなメリットが。
ダイエットから疾病の予防まで、その効果は多岐にわたります。

メリット 1　やせる

 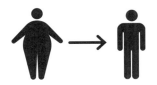

脂肪細胞内の中性脂肪が分解されて、エネルギーになる。

メリット 2　血糖値が安定する

 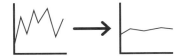

糖質を摂らなければ、血糖値も上がらず、起伏も緩やかになる。

メリット 3　糖尿病やがんを予防する

 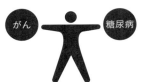

ケトン体の一種、β-ヒドロキシ酪酸に抗酸化作用があり、さまざまな病気を予防する。

メリット 4　老化を予防

 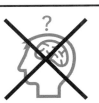

糖尿病を予防することで、アルツハイマー病発症のリスクが低下する。

メリット 5　キレイになる

ホルモンバランスが整い、代謝が安定。タンパク質で美肌・美髪に。

第3章 糖質制限の食事

04 糖質制限で「がん」に打ち勝つ可能性

■がんの標準治療をサポートする食事療法

体内の健康な細胞は、ブドウ糖やケトン体をエネルギー源として使えます。ところが、がん細胞は主にブドウ糖をエサにして生存・増殖するものもいれば、ケトン体を取り込むことができないものもいます。また、ケトン体には抗がん作用があり、ミトコンドリアの活性酸素を減らすと同時に、DNAの修復を推し進める「長寿遺伝子」のスイッチを入れる働きがあることもわかっています。糖質を制限し、がん細胞を死滅（アポトーシス①）へと追いやる。これが糖質制限食をがん患者向けに昇華した「免疫栄養ケトン食②」の考え方です。

■血中のアルブミンとCRPの値に注目

免疫栄養ケトン食でタンパク質強化を謳っているのは、アルブミン③値を良好にし、治療効果の向上を図るためです。アルブミンとは血中に最も多く含まれるタンパク質で、アルブミン値が良好だと、術後の合併症が抑えられ、抗がん剤がよく効くことがわかっています。そのため、がん患者には健康な人の最大約2倍のタンパク質を摂ることを推奨しています。

右ページの下図は、アメリカ国立がん研究所が発表した、がん予防効果のある食品群で「デザイナーフーズ計画」と呼ばれるもの。糖質量を考慮しつつ、これらの野菜や大豆製品を積極的に摂るといいでしょう。

がん細胞のまわりでは絶えず炎症反応が繰り返されています。その指標となるのがCRP④値。CRPとは炎症などによって細胞の壊死が起きたとき、血中に増える物質で、この値が上昇するとアルブミン値の低下（栄養不足）を招きます。この栄養不足を補い、がんに負けない体を作るのが免疫栄養ケトン食なのです。

用語解説

①アポトーシス
生物の体を構成する細胞の死に方の一種。個体をよりよい状態に保つために積極的に引き起こされるプログラムです。

②免疫栄養ケトン食
糖質の摂取を控え、糖質の代わりにケトン体をエネルギー源とすることを目的としたがんの標準治療をサポートする食事療法。『免疫栄養ケトン食でがんに勝つレシピ』（光文社）で紹介しています。

③アルブミン
100種類以上ある血漿(けっしょう)タンパク質のなかで最も量が多いタンパク質。脂肪酸やホルモンなどと結合して、必要な部位に運搬する働きをします。

④CRP
C-リアクティブ・プロテイン。炎症や感染症を調べる際に注目される数値です。正常な血液内には微量しか含まれませんが、体内で炎症や組織細胞の破壊が起こると増加します。

がん細胞は主にエネルギー源にして増殖する

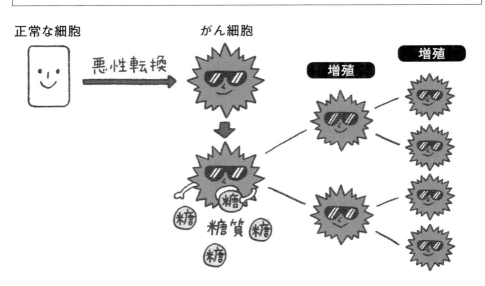

デザイナーフーズ計画で選定された食品

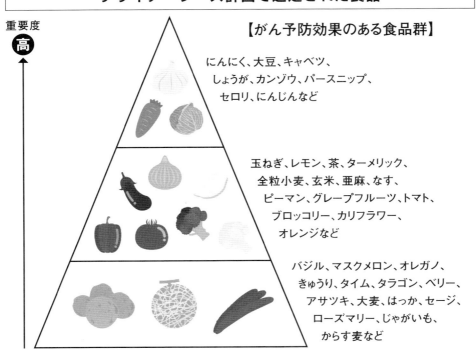

【がん予防効果のある食品群】

にんにく、大豆、キャベツ、
しょうが、カンゾウ、パースニップ、
セロリ、にんじんなど

玉ねぎ、レモン、茶、ターメリック、
全粒小麦、玄米、亜麻、なす、
ピーマン、グレープフルーツ、トマト、
ブロッコリー、カリフラワー、
オレンジなど

バジル、マスクメロン、オレガノ、
きゅうり、タイム、タラゴン、ベリー、
アサツキ、大麦、はっか、セージ、
ローズマリー、じゃがいも、
からす麦など

05 糖質制限食の注意点

■糖質制限ダイエットをやってはいけない人は?

糖質制限ダイエットは基本的に健康な成人向けの食事法です。全てのダイエットと同様に、成長期の子ども、妊娠中の女性にはおすすめできません。

また、糖質制限は糖尿病の治療にも適していますが、インスリン製剤①や血糖降下剤の使用中に行うと、血糖値が下がり過ぎて低血糖を起こすリスクがあります。インスリンを注射している、血糖降下剤を服用しているなど、持病や不調がある人は糖質制限を始める前に、必ず主治医と相談してください。特に持病がない場合でも、以下の数値が基準値を外れている場合は、腎機能、肝機能が低下している可能性があるため、注意が必要です。

- クレアチニン②濃度の数値が基準値外
- ALT (GPT) ③、AST (GOT) ④、γ-GTP⑤の数値が基準値外
- 尿酸値⑥の数値が基準値外

■自分の適正体重を知る

糖質制限ダイエットを始める前に、自分の適正体重を知っておくことは重要です。なぜなら目標値を立てないと、いつまでもやせなかったり、逆に適正体重を超えてやせ過ぎてしまう人もいるからです。

目標を立てる前にBMIで自分の肥満度をチェックした後、適正体重を算出してみましょう。

- 適正体重＝身長(m)×身長(m)×BMI

右ページに年代別基準値を掲載しているので、自分にあった適正体重を計算して、無理のない目標体重を決めましょう。

 用語解説

①インスリン製剤
血糖値を減少させる製薬剤。自分で注射することで血糖をコントロールします。

②クレアチニン
筋肉で生成され、腎臓から尿中に排泄される代謝産物。腎臓機能不全の際に血中濃度が上昇します。

③ALT(GPT)
細胞内で作られる酵素。主に肝細胞に存在し、アミノ酸代謝やエネルギー代謝の過程で重要な働きをします。

④AST(GOT)
肝細胞や心臓、腎臓などに多く存在する酵素。アミノ酸代謝やエネルギー代謝の過程で重要な働きをします。

⑤γ-GTP
肝臓や腎臓などで作られる酵素。タンパク質を分解・合成する働きをします。

⑥尿酸値
血中における尿酸の濃度。飲酒や肥満で尿酸値が上がると、生活習慣病のリスクが高まります。

糖質制限してはいけない人

⚠️ やってはいけない人・注意が必要な人

- 糖尿病と診断され、治療中の人
- 腎機能が低下している人
  → 「クレアチニン濃度」の数値が基準値外
- 肝機能が低下している人
  → ALT（GPT）、AST（GOT）、γ-GTPの数値が基準値外
- 尿酸値が高い人
  → 尿酸値の数値が基準値外

特に糖尿病の人は必ず主治医と相談を

適正体重の目安

BMI（肥満指数）は個人の身長や年齢に応じて異なります。これにより適正体重がわかります。無理のない目標値で健康的ダイエットを。

適正体重＝身長(m)×身長(m)×BMI(22〜25)

年代別基準値

年齢	目標とするBMI
18〜49歳	18.5〜24.9
50〜69歳	20.0〜24.9
70歳以上	21.5〜24.9

BMI＝現状の体重(kg)÷[身長(m)×身長(m)]

第3章　糖質制限の食事

06 体重ではなく「除脂肪体重」をチェック

■体脂肪量の数値もしっかりチェック

　正しいダイエットとは、ただ単純に体重を減らせば
いいというものではありません。本当に目標にすべき
は体重ではなく、体脂肪①の減少。そして注目すべき
は「除脂肪体重」なのです。

　除脂肪体重とは、その名のとおり、体重から体脂肪
量を除いた数字のこと。もしダイエットによって除脂
肪体重の数字が減っていれば、筋肉や骨量などが減っ
てしまっていることになります。これは、タンパク質
や必要な栄養素が足りていない証拠で健康とはいえま
せん。こういった事態を防ぐために、体重だけでなく
体脂肪量の数値も知っておく必要があります。

■除脂肪体重は簡単に割り出せる

　体脂肪計②で体脂肪率を測れば、体脂肪量と除脂肪
体重は簡単に割り出せます。

　まず、体脂肪量は次のように求めることができます。
【体重(kg)】×【体脂肪率(%)】＝【体脂肪量(kg)】
体重60kgで体脂肪率が25％の人なら体脂肪量は
15kg。体重からこの体脂肪量を引いた数値が除脂肪
体重なので45kgが除脂肪体重となります。式にまと
めると以下のとおり。

【体重(kg)】－【体重(kg)×体脂肪率(%)】＝【除脂肪
体重(kg)】

　この除脂肪体重が減らないようにするのが、健康的
で正しいダイエットです。繰り返しますが、減らすの
は体脂肪だけ。筋肉や骨量を減らしてしまっては健康
から遠ざかるうえ、除脂肪体重を減らすとリバウンド
にもつながります。

✎　用 語 解 説

①体脂肪
体内に蓄えられた脂肪のこ
と。皮下脂肪と内臓脂肪を
あわせたもの。体脂肪率は
一般に男性は20％、女性は
30％を超えると肥満とされて
います。

②体脂肪計
全体重に占める体脂肪の割
合(脂肪率)を測定する機
器。体に微弱の電流を流し、
電気の抵抗(電気の流れや
すさ)を測定することで、体
脂肪率を推定します。測るタ
イミングは、体温が低い食
前・入浴前がベスト。食後・
入浴後すぐは、体温が高く
なっているのでNGです。

除脂肪体重の減少に気をつける

日々の体重変動だけでなく、体重から体脂肪を抜いた「除脂肪体重」が減っていないかをチェックしましょう。

同じ−5kgでも除脂肪が減っているかも!?

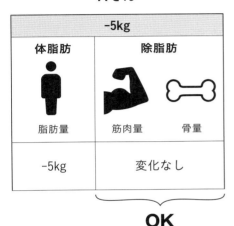

Aさん

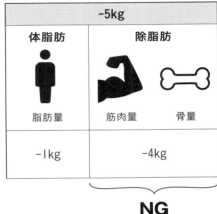

Bさん

除脂肪体重の計算式

① 体脂肪量を出す

体重(kg)×体脂肪率=体脂肪量(kg)

※体重60kg、体脂肪率25％の体脂肪量＝60kg×0.25＝15kg

② 除脂肪体重を出す

体重(kg)−[体重(kg)×体脂肪率(％)]＝除脂肪体重(kg)

※体重60kg−体脂肪量15kg=除脂肪体重45kg

07 麻生式ダイエットはなぜ効果があるのか？

■最初の1週間で徹底して糖質をカットする

これまで多くの方にダイエット指導をしてきましたが、ここで、成功率が非常に高い「麻生式ダイエット①」の3つのステージを紹介します。

最初の1週間は「導入期」です。これは食生活から糖質を完全にカットして、体から徹底的に糖質を抜くというステップ。糖質を一切摂らず、ケトン体を増やすために必要なタンパク質をたっぷりと摂取し、野菜や海藻、きのこ類で腸内環境を整えます。この"断糖"こそがダイエット成功のカギです。炭水化物や甘いものを燃料とする「糖質代謝」ではなく、脂肪を燃料とする「脂肪酸代謝」に体をチェンジさせるのです。

■脂肪酸代謝が回り出せば減量期・維持期へ

糖質を断つ「導入期」を乗り越えたら、次は「減量期」です。この時期になると、脂肪がどんどん燃える体になっているはず。そのままタンパク質をメインに摂取していけば、面白いように体重が減っていくはずです。完全に断っていた糖質も少量なら食べても構いません。ただし、リバウンド②には要注意。期間はそれぞれ「目標体重を達成するまで」と考えてください。

最後の「維持期」は低糖質の食事を習慣として習得するための期間です。この先も脂肪酸代謝を緩やかにキープするための仕上げの期間といえるでしょう。ここまでくれば、糖質量を減量期よりさらに増やしても大丈夫。炭水化物も食べて構いません。

とはいえ、減量期に入った体は、糖質をそれほど欲しくなくなっているはずです。頭も冴え、体が軽くなっているのを実感してください。

 用語解説

①麻生式ダイエット

普通の食事からごはんやパンなどの糖質を断ち、①肉・魚・大豆製品・卵からタンパク質を、②野菜、きのこ、海藻類からビタミン・ミネラルを、③オイルからオメガ3脂肪酸を摂取する、いわゆる低糖質ダイエット。それに加えて最初の1週間で断糖するのが麻生式。糖質の代わりにケトン体を増やして一気に"やせ体質"に変えてしまうことがダイエット成功の秘訣です。

②リバウンド

ダイエット継続中、またはダイエット後に、一度減った体重がまた増加すること。

関連キーワード

糖質代謝
▶34ページ
脂肪酸代謝
▶41ページ

麻生式ダイエット３つのステージ

麻生式ダイエットのポイントは、一気にやせ体質にすること。38ページの内容を理解したうえで実践すれば、ダイエット成功率は格段にアップします。3つのステージそれぞれにポイントがあるので、難しく考えずトライしてみて。

＼ 甘いものを断つ！ ／
1 導入期

はじめの1週間！

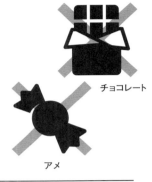

チョコレート

アメ

体のガソリンを「糖質」から「脂肪」へ

最初の1週間は甘いものや炭水化物を断つ期間。糖質の代わりにタンパク質と野菜、海藻やきのこ類にオメガ３脂肪酸をたくさん摂って一気にやせ体質に変えます。
＊断糖は1週間まで

＼ いよいよ脂肪を燃やすとき！ ／
2 減量期

目標体重を達成するまで！

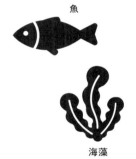

魚

海藻

面白いくらい体重がどんどん落ちる時期

導入期に引き続き、タンパク質と野菜・海藻・きのこ類をメインに食事を。さらに糖質を含む食べ物も少量ならOK！
＊少量の根菜、無糖ヨーグルトは解禁

＼ 半永久的に！ ／
3 維持期

目標体重を維持する！

ごはん

パン

ジェットコースター血糖の起きない体をキープ

目標体重までくれば糖質量は減量期より増やしてOK！ 炭水化物も解禁。体が軽くなり、頭もクリアになっているはず！
＊月1回のお寿司やラーメンなどもOK

08 最終的には1日130gまでの糖質オフ生活へ

■減量期の糖質量は1日60g以下

ダイエットの導入期で断糖を乗り越えた後は、少しだけ糖質を解禁して、目標体重を目指します。

「減量期」の糖質量の目安は1食20g、1日あたり60gまで。ごはんだと糖質20gはお茶碗1/3くらいです。少量の根菜や低糖質の野菜、無糖ヨーグルト、チーズなどの乳製品も少量なら解禁です。

「減量期」はおおよそ3週間。断糖期の1週間とあわせて1ヶ月も経てば、体重も落ちて糖質の影響も受けない体になっているでしょう。

■肉と野菜は目ばかりハーフ&ハーフ

理想の体重に到達したら、リバウンドしないために緩やかな糖質制限で体重を維持しましょう。「維持期」の1日の糖質摂取量は、およそ130g以下。1食あたりの糖質量は20〜40g、おやつ（間食）は10g以下を目安としてください。カカオ比率①が70％以上であれば、おやつにチョコレートもOKです。特殊なケースを除けば、この数値を守ることで肥満と生活習慣病を防げるでしょう。

「量をグラムで考えるのが面倒」という人は、"手ばかり②"や"目ばかり③"で意識するといいでしょう。肉や魚のおかずをメインとして、野菜やきのこ、海藻類が同じくらいになるように盛りつける"目ばかり"なら、必然的に糖質が低くて栄養バランスのよい組みあわせが完成します。ここに1食あたり20g（白米なら茶碗1/3膳、じゃがいもなら中1個など）の糖質をプラスしても問題ありません。基本のルールさえできてしまえば、後は緩やかにキープするだけです。

 用語解説

①カカオ比率

チョコレートの原料であるカカオマスの含有量のこと。一般的なミルクチョコレートのカカオ比率は20〜40％、ビターチョコレートはカカオ含有量が40％以上、カカオマス60〜70％を超えるものは「ハイカカオ」と呼ばれたりしています。

②手ばかり

1食のタンパク質は手のひら1枚分。野菜やきのこ、海藻類、生野菜なら手のひら2枚分、蒸し野菜や炒めた野菜なら手のひら1枚分以上。ごはんは、にぎりこぶし1個分が目安です。

③目ばかり

目で見ておおよその量やバランスを推測すること。目分量。1枚のお皿にタンパク質と野菜を半分ずつ盛りつける場合は、直径約26cmの皿を用意するとちょうどいいでしょう。

各ステージの糖質量の目安

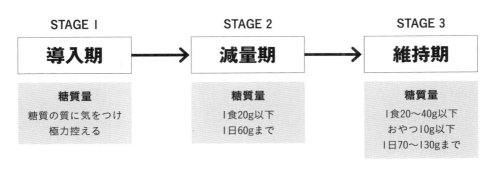

STAGE 1	STAGE 2	STAGE 3
導入期	減量期	維持期
糖質量 糖質の質に気をつけ 極力控える	糖質量 1食20g以下 1日60gまで	糖質量 1食20〜40g以下 おやつ10g以下 1日70〜130gまで

糖質量20gの目安

 ごはん(精白米)50g
（茶碗1/3くらい）

 そば(ゆで)80g
（乾麺で約40g）
※1人前(250g)の約1/3量

 フランスパン 37g
（厚み約4cmひと切れ）

 中華麺(ゆで)80g
（乾麺で約30g）
※1人前(200g)の約2/5量

 パスタ(ゆで)75g
（乾麺で約30g）
※1人前(250g)の約1/3量

 じゃがいも
中1個

 うどん(ゆで)100g
（乾麺で約35g）
※1人前(250g)の約2/5量

など…

第3章　糖質制限の食事

09 新・栄養ピラミッドはこれ！

■糖質制限食で毎日摂りたい食品

　糖質制限を実践していくには、「何をどのくらい食べるのか」という栄養バランスが何よりも重要です。その分類をまとめたのが右ページのケトジェニックダイエットのピラミッドです。

　毎日必ず摂るべき食材は、底辺の3グループです。食材を選ぶときは、まずはグループ①（肉・魚・卵・大豆などのタンパク質）を選びます。次にグループ①と同量か、それ以上をグループ②（野菜・きのこ・果物類）から選択。最後に重要なのがグループ③（オメガ3系脂肪酸・中鎖脂肪酸）です。これらは必須脂肪酸といい、体内で合成できないため意識して摂る必要があります。

■なるべく避けたい食品、絶対NGの食品

　ピラミッド中段のグループ④・⑤・⑥については、「摂ってもよいが注意が必要」な食材です。乳製品や卵はアレルギー①のリスクがあり、いも類②・根菜類③は炭水化物を多く含むため摂り過ぎると糖質摂取量が増えます。ナッツ類やオメガ9系脂肪酸も摂り過ぎは弊害が心配されるもの。明確な制限はありませんが、過剰に摂らないことを心がけましょう。

　ピラミッドの頂点にあるグループ⑦は、なるべく避けたい食品です。糖質の高い穀類と、日常的にどうしても多く摂取してしまいがちなオメガ6系脂肪酸は意識して控えてください。

　また、ピラミッドの外にあるグループ⑧は絶対避ける食品です。菓子、清涼飲料水、砂糖はいうまでもなく糖質の塊。糖質制限食を続けていくうえでは、絶対に避けるようにしましょう。

✏ 用 語 解 説

①アレルギー
体が特定の物質に反応して抗体を作り、再び同じ物質が入ってきたときに過敏に反応する免疫反応のこと。

②いも類
じゃがいも、さつまいも、やまいもなど、根や地下茎にでんぷん質が蓄積され、肥大化した作物。

③根菜類
大根、にんじん、ごぼう、いも類など、地中にできる茎や葉を食べる作物。

関連キーワード

オメガ3系脂肪酸
▶104ページ
中鎖脂肪酸
▶102ページ
オメガ9系脂肪酸
▶102ページ
オメガ6系脂肪酸
▶102ページ

ケトジェニックダイエット ピラミッド

栄養ピラミッド

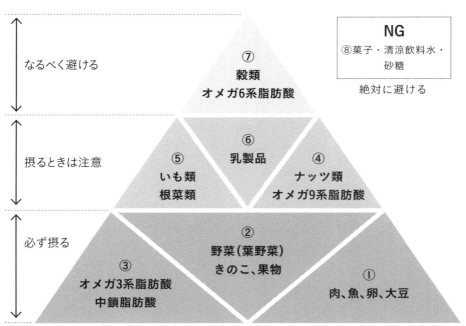

卵、牛乳についてはアレルギーや過敏症状が出ていないか注意する。

出典:JFDA日本ファンクショナルダイエット協会

毎日必ず摂るべき食材

グループ①　肉・魚・卵・大豆
主にタンパク質を多く含む食材。食材はまずこのグループから選ぶ。
豆腐、納豆、豆乳などの大豆加工食品は1日に1回程度は摂るように。

グループ②　野菜(葉野菜)・きのこ・果物
グループ①の同量以上を摂るように。肉を200g食べるなら、野菜やきのこも200g以上摂ること。

グループ③　オメガ3系脂肪酸・中鎖脂肪酸
体内で合成できないため、食品から摂取する必要がある必須脂肪酸。オメガ3系脂肪酸は青魚や亜麻仁油、えごま油などに含まれる(104ページ参照)。中鎖脂肪酸は摂り過ぎには注意して。

第3章　糖質制限の食事

10 必要な「タンパク質」の量は体重で変わる

■1日に必要なタンパク質の量

1日に必要なタンパク質の量は、体重によって異なります。体重1kgあたりに必要なタンパク質量は1.2〜1.6g。つまり、体重50kgの人なら60g〜80gのタンパク質が必須だということです。

しかし、いくらタンパク質の摂取が大切とはいえ、過剰に摂り過ぎると腎臓や肝臓に負担がかかります。体重1kgに対してタンパク質量が2gを超えないようにしてください。現状の体重から必要量をきちんと算出しましょう。

ちなみに、これは糖質制限食における目安であり、厚生労働省(食事摂取基準)の推奨量よりやや多くなります。

■食品に含まれるタンパク質量の目安は？

タンパク質が豊富な食材には、肉や魚、大豆、卵などがありますが、含まれるタンパク質の量は異なります。代表的なものは以下のとおり。

- ●肉や魚　→　正味量①の約20%
- ●大豆　→　正味量の約10%
- ●卵　→　正味量の約10%

体重50kgの人の必要タンパク質の量を肉や魚で換算すると、1日あたり300〜400gになります。このタンパク質は貯蔵することができないため、毎日同じ量を摂る必要があります。1食でまとめて摂るより朝・昼・夜の3回に分けて摂るほうが、体内での吸収利用率②は高まります。体重が多い人は必然的に必要な量が増え、食事だけで補うのも大変です。食事以外にサプリメントでプロテイン③やアミノ酸④を摂るのもよいでしょう。

 用語解説

①正味量
食材の皮や種など食べられない余分な部分を除いた、実質的に食べられる量のことです。

②吸収利用率
食事を通じて体内で摂取したエネルギーが吸収、利用される割合のこと。タンパク質は、1食あたり約20〜25%です。

③プロテイン
日本語訳はタンパク質。この場合は、タンパク質を主成分とするサプリメントを表します。大豆を原料とするソイプロテインは、鉄やカルシウムなどタンパク質以外の栄養価も非常に高いです。

④アミノ酸
体のさまざまな機能を担う栄養成分。タンパク質もアミノ酸の一種。この場合はアミノ酸サプリメントのことを指します。

1日に必要なタンパク質量

1日に摂るべきタンパク質の量

体重1kgあたり1.2〜1.6g 上限は2g/kg

体重別・1日に必要なタンパク質

体重（kg）	タンパク質（g）	肉・魚換算量（g）
100	120〜160	600〜800
95	114〜152	570〜760
90	108〜144	540〜720
85	102〜136	510〜680
80	96〜128	480〜640
75	90〜120	450〜600
70	84〜112	420〜560
65	78〜104	390〜520
60	72〜96	360〜480
55	66〜88	330〜440
50	60〜80	300〜400

食品ごとのタンパク質の含有量

肉類
100gあたり約20g

豆腐
1丁（300g）あたり約20g

魚類
100gあたり約20g

大豆
100gあたり約10g

卵（Mサイズ）
1個（50g）あたり約6g

など…

第3章 糖質制限の食事

11 ビタミンとミネラルで糖質制限食を完成

■ビタミンB群が糖質代謝をサポート

ビタミンとミネラルは、栄養素を効率よくエネルギーに変えてくれます。糖質制限食を完成させるために大事な要素なので、タンパク質とセットで積極的に摂りましょう。

ビタミンは油に溶けやすい脂溶性①と、水に溶けやすい水溶性②の2種類があります。特に糖質制限のときに着目すべきは水溶性のビタミンB群③。豚肉やアーモンド、レバー、まぐろ、鶏ささみなどに含まれるビタミンB群は、糖質をはじめとした栄養素の代謝を促し、鉄分やビタミンCを吸収する働きがあります。余分な量は尿と共に排出されるため、過剰摂取の心配は不要。毎日摂取しましょう。

■多くの人がミネラル不足

ミネラルも重要な栄養素です。足がつる、便秘になるなど、糖質制限のときに起こる不調の多くはミネラル不足によるもの。カリウム④、カルシウム、マグネシウム、亜鉛⑤、鉄⑥などのミネラルも意識して補給を。

カリウムはわかめやアボカドに、マグネシウムはごまやアーモンドに、骨や歯の主成分であるカルシウムは、小魚や大豆製品に多く含まれます。1日に摂るべきミネラル量は、カリウムが3,500mg以上、カルシウムは650mg以上、マグネシウムは350mg以上です。

亜鉛は牡蠣や煮干し、牛肉や豚レバーなどに多く含まれ、1日分の摂取推奨量は男性で10mg、女性で8mgとなっていますが、不足しがちなのが現状。これらのミネラルは微量でも代謝がスムーズに回るようになるので、毎日摂り続けるように心がけましょう。

用語解説

①脂溶性
水に溶けにくく、油脂に溶けやすい。ビタミンA・D・E・Kは油と一緒に調理すると体内での吸収率が高まります。

②水溶性
水に溶けやすい性質。水溶性のビタミンC・B群は水洗いや加熱調理で失われるので注意。

③ビタミンB群
ビタミンB1、ビタミンB2、ナイアシン、パントテン酸、ビタミンB6、ビタミンI2、葉酸、ビオチンの8種の総称。

④カリウム
ミネラルの一種。細胞の内側に多く存在し、血圧の調節などに関わります。

⑤亜鉛
ミネラルの一種。タンパク質の合成、新陳代謝や免疫力の向上に関わります。

⑥鉄
ミネラルの一種。赤血球のヘモグロビンに多く含まれている。タンパク質と結合し、代謝にも関わります。

1日に摂るべきミネラルの量

カリウム　3,500mg以上
カルシウム　650mg以上
マグネシウム　350mg以上

食品100gあたりに含まれるミネラルの目安

カリウム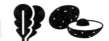

生わかめ	730mg
アボカド	720mg
ほうれんそう（生）	690mg
納豆（糸引き）	660mg
大豆（国産ゆで）	570mg

カルシウム

桜海老（ゆで）	690mg
しらす干し	520mg
からふとししゃも（生）	350mg
いわし（缶詰、油漬け）	350mg
油揚げ	300mg
モロヘイヤ（生）	260mg

マグネシウム

ごま（炒り）	360mg
アーモンド（乾）	310mg
大豆（国産ゆで）	110mg
生わかめ	110mg
納豆（糸引き）	100mg
あさり（生）	100mg
つぶ貝（生）	92mg

その他の食材は「食品成分表」などを見て量を計算しましょう。
※「食品成分データベース」のURLは165ページに記載

第3章　糖質制限の食事

12 油は敵ではない！糖質より必要な「脂質」

■生体エネルギーの60％をまかなう脂質

　私たちの体のエネルギー源は、「糖質」「脂質」「タンパク質」の3つです。なかでもオールマイティーな働きをするのが、生体エネルギーの60％以上をまかなう脂質です。

　食物として摂取された脂質の10％は、ブドウ糖（グルコース）に変換され、タンパク質や糖質の2倍以上のエネルギーを作り出します。細胞やミトコンドリアの膜の構成成分になり、ホルモンやビタミンの原料にもなる脂質は、まさに万能栄養素。ダイエットの敵というのは誤解です。良質な油はむしろ頼もしい味方と覚えておきましょう。

■ヒトが作れる脂肪酸、作れない脂肪酸

　食品に含まれる脂質は、主に「コレステロール①」と「脂肪酸」の2種類です。これまではコレステロールの過剰摂取は動脈硬化を招くと誤解されてきましたが、食品に含まれるものはあまり影響されないことがわかってきました。

　脂肪酸は「飽和脂肪酸②」「不飽和脂肪酸③」の2つに分かれます。ヒトの体温では完全には溶けない飽和脂肪酸のうち、注目は中鎖脂肪酸④。肝臓でケトン体に作り変えられ、エネルギーとして利用されます。

　体温で溶けて液体となる不飽和脂肪酸は、体内で合成できない「オメガ3系脂肪酸」「オメガ6系脂肪酸」と、体内でも合成できる「オメガ9系脂肪酸」に分かれます。不飽和脂肪酸で唯一、積極的に摂ることがすすめられているオメガ3系脂肪酸については、104ページから詳しく説明していきましょう。

 用語解説

①コレステロール

コレステロールを多く含む食品は、卵、魚卵、内臓ごと食べる魚などです。アメリカ保健福祉省と農務省が発表した「アメリカ人の食生活に関するガイドライン」では、「コレステロールは過剰摂取を懸念すべき栄養素ではない」と定義されました。

②飽和脂肪酸

牛肉や豚肉の脂、バター、ラードなど、常温で固まるのが特徴の脂質。過剰に摂取すると高脂血症や動脈硬化を招く恐れがあります。

③不飽和脂肪酸

マグロ、イワシ、サンマ、サバなどの魚類やオリーブ油、ごま油などの植物油に多く含まれる脂質。常温で固まりにくいため体内では液状のままです。

④中鎖脂肪酸

素早く分解されてエネルギーになりやすいため、体脂肪として蓄積されない脂肪。ココナッツなどヤシ科のオイルに多く含まれます。

脂肪酸の種類

飽和脂肪酸

長鎖脂肪酸
ステアリン酸やパルミチン酸など。摂り過ぎるとコレステロールになり、動脈硬化を促進する。牛や豚の脂身、バターなどに含まれる。

中鎖脂肪酸
ミリスチン酸、ラウリン酸など。肝臓でケトン体になりエネルギーとして利用される。パーム油、ココナッツオイルに含まれる。

適度に摂る!

不飽和脂肪酸

多価不飽和脂肪酸

オメガ3系脂肪酸
（詳細は104～105ページ）

毎日摂る!

オメガ6系脂肪酸
サラダ油、コーン油などに含まれるリノール酸やγ-リノレン酸、アラキドン酸など。コレステロールを低下させるが、摂り過ぎによる弊害が心配。

一価不飽和脂肪酸

オメガ9系脂肪酸
オリーブ油、アーモンド油に含まれるオレイン酸など。酸化しにくいので調理油に便利。

適度に摂る!

13 毎日摂りたいオメガ3系脂肪酸

■α-リノレン酸やEPA・DHAを積極的に摂る

さまざまな種類がある脂肪酸のなかでも、積極的に摂りたいのはα-リノレン酸①やEPA・DHA②などの「オメガ3系脂肪酸」です。

オメガ3系脂肪酸は、血液中の中性脂肪を低下させたり、不整脈を予防したり、血液中の血栓をできにくくするなど、さまざまな効果があります。また、血管の壁(内皮細胞)の機能を改善するため、脳梗塞、心筋梗塞、認知症などの予防にも役立ちます。不足すると皮膚炎の発症や不整脈を招く原因にもなります。

ヒトの体内では合成できないため、α-リノレン酸が含まれるえごま油③や亜麻仁油④、EPA・DHAが豊富な新鮮な青魚を意識して積極的に摂ることが大事。α-リノレン酸は酸化しやすいため、冷暗所に保存し、加熱調理は避けましょう。

どれも理想的な摂取量は1日2g(小さじ1杯)です。覚えておきましょう。

■中鎖脂肪酸はアルツハイマー病予防にも

また、オメガ3系脂肪酸と同じく良質な脂肪酸が、ココナッツオイルなどに含まれる中鎖脂肪酸です。腸管で吸収された中鎖脂肪酸は、肝臓に送られてスピーディーにケトン体に作り変えられ、全身のエネルギー源になります。ココナッツオイルを選ぶときは、中鎖脂肪酸が60%以上と高い低温圧搾⑤(コールドプレス製法)のものがおすすめです。

オメガ3系脂肪酸は毎日摂るようにしましょう。一方の中鎖脂肪酸は摂り過ぎに気をつけて適度な量を心がけます。

 用語解説

①α-リノレン酸
必須脂肪酸の一種。体内では合成できないため、食品から摂取する必要があります。えごま油、魚介類などに含まれます。

②EPA・DHA
EPAはエイコサペンタエン酸。DHAはドコサヘキサエン酸。体内に入ったα-リノレン酸はEPA→DPA→DHAと変化します。

③えごま油
シソ科植物のえごま(荏胡麻)の種子を搾った油。オメガ3系脂肪酸が約60%以上含まれ、「しそ油」とも呼ばれます。

④亜麻仁油
アマ科の亜麻の種子を搾った油。オメガ3系脂肪酸が多く含まれます。

⑤低温圧搾
原材料から油を抽出する際に低温でゆっくりと圧力をかけることによって搾る方法。急速に熱を加えないため、栄養の損失が少ないのが特徴です。

オメガ３系脂肪酸の効果と食材例

●オメガ３系脂肪酸の効果

- 血液中の中性脂肪の低下
- 不整脈の予防
- 血液中の血栓を抑制
- 炎症やアレルギーの抑制
- 脳梗塞、心筋梗塞、認知症の予防

●オメガ３系脂肪酸を多く含む食材

■ α-リノレン酸

- 亜麻仁油
- えごま油
- サチャインチオイル
- ヘンプシードオイル
- チアシード
- くるみ

α-リノレン酸は酸化しやすいため、冷暗所に保存し、加熱調理は避ける。

> **クッキング　ワンポイントアドバイス**
> オイルはサラダや冷たいスープのトッピングに。

■ EPA・DHA

- 脂肪の多い青魚
- さば
- さんま
- ぶり
- はまち
- いわし

EPA・DHAは新鮮な魚から１日100gを目安に摂るとよい。

> **クッキング　ワンポイントアドバイス**
> 缶詰なら手軽に摂取できます。うまく活用しましょう。

第3章　糖質制限の食事

14 食物繊維は現代人の必須栄養素

■さまざまな病気を予防する第6の栄養素

　肉や魚など、高タンパク質の食材をたくさん摂ることを推奨する糖質制限食において、食物繊維①は欠かせないパートナー。今でこそ"第6の栄養素"とまで呼ばれるようになった食物繊維ですが、かつてはまったく顧みられない存在でした。エネルギー源にはならず、栄養的価値も低い。日本でも1980年代頃まではそう考えられていましたが、研究が進むにつれ、ダイエットからさまざまな病気予防まで高い効果を発揮することが明らかになりました。今では現代人にとっては必須の栄養素ともいえるほどです。

■1日20gを目安に毎日摂るのが理想的

　食物繊維には、水に溶ける水溶性と溶けない不溶性の2種類があります。

　納豆やアボカドなどに多く含まれる水溶性食物繊維は、体内で糖質の吸収を妨げ、血糖値の上昇を防ぎます。きのこや海藻、おからなどに多く含まれる不溶性食物繊維は、保水性があるため水分を抱え込んで便をやわらかくしたり、かさを増やしたりしてくれて排出しやすくします。

　また、大腸内で発酵・分解された食物繊維はビフィズス菌などの腸内細菌のエサになるため、腸内環境が向上するという研究結果も出ています。

　食物繊維は1日あたり20g摂るのが理想です。毎日必ず摂取するようにしましょう。糖質制限を意識するなら、きのこ類がおすすめです。まいたけ②、ぶなしめじ③、マッシュルーム④は低糖質で食物繊維が豊富なので、ぜひ毎日の食事に取り入れてください。

✎ 用語解説

①食物繊維

野菜や海藻などに多く含まれる栄養素。繊維質を多く含み、胃や腸で消化されないのが特徴。水溶性は、食感がネバネバしたものとサラサラしたものがあるのが特徴。吸着性が高く、余分な脂質などを体外に排出することで、便秘予防にもつながります。一方、不溶性のものは、食感がボツボツ・ザラザラしていることから、咀嚼回数が増え、満腹感を感じさせるため食べ過ぎも予防できます。

②まいたけ

100gあたりの食物繊維量は2.7g。全体の9割は不溶性食物繊維。

③ぶなしめじ

100gあたりの食物繊維量は3.7g。ビタミンDを豊富に含みます。

④マッシュルーム

100gあたりの食物繊維量は2.0g。きのこ類のなかでも特に低カロリーです。

食物繊維の多く含まれる食材と働き

水溶性の食物繊維

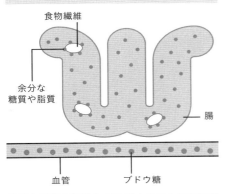

糖質や脂質を吸着して排出することで血糖値の上昇を防ぐ。

不溶性の食物繊維

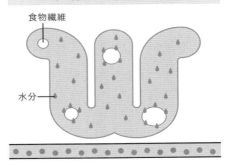

腸内の水分を吸収して排出物をやわらかくし、お通じをサポート。

水溶性食物繊維が豊富な食材　※100gあたり

オクラ 1.4g

アボカド 1.7g

納豆 2.3g

不溶性食物繊維が豊富な食材　※100gあたり

しいたけ 3.8g

わかめ 5.8g

おから 11.1g

出典:食品成分表2015

第3章　糖質制限の食事

15 食べる順番を変えると効果が倍増

■食物繊維が糖の吸収をブロック

糖質制限食は、食べる順番に気を配るだけで、効果は格段に上がります。懐石料理のように順番を意識して最初に野菜・きのこ・海藻類など副菜的なおかずを食べ（ベジファースト①）、次に肉・魚・卵・大豆などのタンパク質を多く含む主菜のおかずを食べます。そして、ごはん・パン・麺類は最後にする（カーボラスト②）、という順番です。

野菜やきのこ、海藻類を最初に食べるといいのは前ページで説明したとおり、野菜・きのこ・海藻類には食物繊維が多く含まれるからです。
食物繊維を消化管に"先回り"させておけば、粘性③をいかし、その後に体内に入ってくる糖質を包み込んで排出してくれます。つまり、余分な吸収が抑えられ、血糖値の上昇を防ぐ効果があるのです。

野菜といっても根菜類は糖質が高いため、根菜類は避け、それ以外で繊維質の多い野菜か、きのこ・海藻類を摂るようにするといいでしょう。

■食物繊維にはセカンドミール効果も

また、朝食に野菜（食物繊維）を多く食べること（朝ベジ）は、その後の食事で糖質を摂っても血糖値の上昇は緩やかで、太りにくい「セカンドミール効果」があるといわれています。これはトロント大学のジェンキンス博士が実証しています。

ベジファースト＆朝ベジの習慣はぜひ取り入れてください。理想的な食物繊維の量は1日20g以上。野菜・きのこ・海藻類の量に換算すると、1日400g以上です。糖の吸収を抑える水溶性、お通じをよくする不溶性の両方の食物繊維を摂取していきましょう。

用語解説

①ベジファースト

ベジタブルファーストの意。食事を食べる順番として、まず野菜類から先に口にすることをいいます。食物繊維を消化管に先回りさせることが目的です。タンパク質も血糖値を上昇させにくいですが、調味料やつなぎに糖質が含まれる場合もあるので注意が必要です。

②カーボラスト

ごはん、パン、うどんなど炭水化物を多く含む主食＝カーボ（糖質）を最後に食べる食事法のこと。

③粘性

ヌルヌルやネバネバの意。糖質の吸収速度を緩やかにし、食後の急激な血糖値上昇を抑えます。

食物繊維は摂り方が大事

食べる順番

① 野菜・きのこ・海藻　ベジファースト！

食べ始めの5分は水溶性・不溶性の食物繊維を多く含む野菜・きのこ・海藻類から食べるのがベスト。1食100g以上が目安。

② 肉・魚・卵・大豆

タンパク質は①の後に。肉や魚、卵、大豆類は、特に丁寧にゆっくりと噛んで食べる。

③ ごはん・パン・麺　カーボラスト！

糖質が多い主食類は最後に。食物繊維を先に摂取していると糖質の摂取量が少なくなる。

※果物やデザートを食べるときは食事の後。

次の食事の血糖値に影響するセカンドミール効果

最初に摂る食事（ファーストミール）が、次に摂る食事（セカンドミール）後の血糖値にも影響を及ぼすことを、「セカンドミール効果」といいます。

朝ごはん	昼ごはん
○ 食物繊維を食べる	血糖値は緩やかに上昇
× 何も食べない	血糖値が急上昇

第3章　糖質制限の食事

16 糖質制限とサプリメントの関係

■栄養摂取はサプリを使ってもOK

　現代人の多くは糖質過多な食生活を送っています。糖質制限の基本はもちろん毎日の食事ですが、栄養バランスを意識するならときにはサプリ①を利用することも必要。糖質制限に必要な栄養素をサプリで補うのも賢い手です。

　ミネラル不足を補うなら、マグネシウムとカルシウムが重要。マグネシウムはカルシウムが体内で正常に働くようにサポートして、骨から溶け出すのを防いでくれます。最近はカルシウムとマグネシウムは1：1の割合で摂るのが望ましいとされています。

　また、加工商品に多く含まれるリン②の摂り過ぎや、飲酒、運動でも、マグネシウムの吸収が妨げられるので気をつけてください。

■特に必要なビタミンB群とビタミンC

　ミネラルと同じくらい意識したいのが、ビタミンB群とビタミンCです。

　ヒトの最大のエネルギー源は脂質で、その多くは長鎖脂肪酸と呼ばれるもの。これは、長鎖脂肪酸が細胞内のエネルギー生産工場であるミトコンドリアに入るために必要なL-カルニチン③と深い関係があります。

　このL-カルニチンはリジンとメチオニンというアミノ酸から合成されますが、この反応にはビタミンB群とビタミンCが欠かせない存在。ビタミンB群、ビタミンC、そして亜鉛や鉄が不足するとL-カルニチンが合成できなくなるのです。食事で摂るのが難しいときは「マルチビタミン④」などで積極的に補給するようにしましょう。

📝 用 語 解 説

①サプリ

サプリメントの略称。栄養補助食品。日常で不足しやすい栄養成分の補給を目的とした錠剤やカプセル。

②リン

ミネラルの一種。体内のミネラルのなかでカルシウムの次に多い栄養素。リンが不足することはほとんどありませんが、不足してしまうと、骨がもろくなり、骨折しやすくなります。

③L-カルニチン

ビタミン様物質の一種。脂肪燃焼を促進させるので、高血圧や動脈硬化などの生活習慣病の予防に効果があります。

④マルチビタミン

複数のビタミンを組みあわせたサプリメント。単独で摂取するよりバランスよく摂取したほうが相乗効果を発揮します。

関連キーワード

亜鉛
鉄
▶100ページ

男女別にみる栄養素摂取充足率

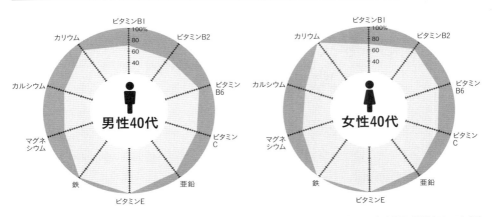

出典：平成27年度国民健康・栄養調査、日本人の食事摂取基準（2015年版）

サプリメントに含まれる栄養素例

日本人の食事摂取基準
（2015年版／厚生労働省）
推奨量　目安　※30〜49歳

国内大手メーカー
マルチビタミン・ミネラル

栄養素名	1日あたりの推奨量 男	1日あたりの推奨量 女	1日あたりの栄養成分 商品A	1日あたりの栄養成分 商品B
ビタミンB1	1.4mg	1.1mg	1.5mg	1.0mg
ビタミンB2	1.6mg	1.2mg	1.7mg	1.1mg
ビタミンB6	1.4mg	1.2mg	2mg	1.0mg
ビタミンC	100mg	100mg	150mg	80mg
カリウム	2,500mg以上	2,000mg	—	—
カルシウム	650mg	650mg	200mg	210mg
マグネシウム	370mg	290mg	100mg	75mg
鉄	7.5mg	6.5mg 10.5mg（※）	4mg	2.25mg

※月経ありの場合

17 成長期には糖質制限は必要ない

■ほとんどの子どもにダイエットは必要ない

「子どもでも糖質制限ダイエットは効果がありますか？」という質問をよくされますが、成長期の子どもに糖質制限はおすすめしません。子どもは一般的に活動量が多く、代謝が非常に活発なため糖質を摂ってもすぐに消費されます。朝には自然にケトン体が出ている場合も。安易に糖質制限を行うと、総エネルギー量①が不足して発育に影響が出る可能性もあります。とはいえ、精製度の高いものや人工甘味料、加工品には注意が必要です。

また、極端に肥満体型の子どもの場合でも、素人判断でのダイエットはおすすめできません。医師や専門家に相談するようにしましょう。

■妊婦や高齢者でも糖質制限はできる？

妊娠中の女性には、糖質制限に限らずダイエット全般をおすすめしません。体重増加を気にするあまり自己流の糖質制限を行ってしまうと、胎児の成長に影響を与えてしまう恐れがあります。

逆に積極的に糖質制限に取り組んでほしいのは高齢者です。特に女性は低栄養②や骨粗しょう症③などのトラブルを心配する人がいますが、これらの原因の多くはタンパク質不足によるもの。健康をキープして老後のQOL（クオリティ・オブ・ライフ）を維持するためにも、糖質制限は有効です。しかし、年齢を考えて、ストイックに糖質断ちをする「導入期」と「減量期」を飛ばして「維持期」から始めるやり方をおすすめします。具体的にはごはんを半量にするなど糖質を1日70～130gまでに抑えながら、いつもより多めにタンパク質とミネラルを摂る方法です。

用語解説

①総エネルギー量

食べ物によって体内に取り込まれるエネルギーの総量。生きていくうえで最低限必要なエネルギーを基礎代謝量といいます。子どものエネルギー必要量は、大人より少ないと思われがちですが、学校などで体を動かす時間が多い子どもの方が、多くのエネルギーを消費しています。

②低栄養

食欲低下で食事量が減ることにより、エネルギーとタンパク質が欠乏し、体にじゅうぶんな栄養が行き届かなくなる状態のことです。

③骨粗しょう症

骨密度が低下することで骨の内部がスカスカになり、骨折しやすくなる病気。

子どもの食事

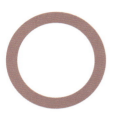
- 未精製や精製度の低いもの
- 加工されていない自然の甘味があるもの

じゃがいも、さつまいも、玄米など

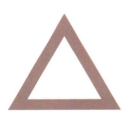

【注意が必要なもの】
- 精製度の高いもの
- 人工甘味料を含むものや加工食品
- トランス脂肪酸を含むものやジャンクフード

砂糖、ポテトチップス、マーガリンなど

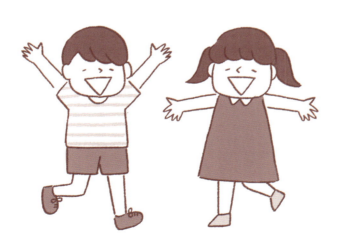

子どもに糖質制限は不要！

第3章 糖質制限の食事

18 糖質制限中は水分摂取が大切

■最初に減るのは脂肪ではなく水分

糖質制限を始めると多くの人が早い段階から体重が落ちていきます。しかし、このとき落ちるのは体脂肪ではなく、ほぼ水分です。糖質の摂取量を制限すると、肝臓と筋肉に貯蔵されているグリコーゲンが使われるようになるため。これは、グリコーゲンを構成するブドウ糖（グルコース）を1g貯めるために保持されていた3～4倍もの水分が、グリコーゲンの減少に伴って減るのです。糖質制限中はその分水分不足になりやすいため、意識的に水分を摂る必要があるのです。

■1日1リットル以上の水分をこまめに摂取して

人間の体の約60％は水分①ですが、1日に約2.5リットルの水分を汗や尿、便などから排出しているため、排出された量と同量の水分を摂取する必要があります。食事から約1リットル、タンパク質や炭水化物、脂肪などの代謝によって得られる水分は0.3リットルなので、それ以外に1.2リットルの水分を摂らなければなりません。

しかし、胃が吸収できる水分摂取量は1回200ミリリットル程度。そのため、1度に大量の水を飲むのではなく、コップ1杯程度の水を6～8回程度に分けて飲むのが効果的です。特に水分が不足しやすい就寝②の前後（起床時と就寝前）、入浴③の前後、飲酒④中などに、水分補給を行うといいでしょう。さらに汗をかくスポーツの際は運動の前後や途中にしっかりと水分補給してください。

なお、腎臓や心臓等の治療中で水分の摂取について指示されている場合は、医師の指示に従ってください。

用語解説

①体の約60％は水分
体内の水分は、約2/3が細胞内液、残りの約1/3が細胞外液と2種類存在します。前者は筋肉など体のあらゆる部位を構成する働きがあり、後者は血液やリンパ液を指します。

②就寝
就寝中にかく汗の量は約300ml、おおよそコップ1.5杯分。

③入浴
入浴中にかく汗の量は約800mlといわれています。

④飲酒
お酒に含まれるアルコールの利尿作用により、トイレに行く回数が増加して水分の排出が進みます。水分を一緒に摂るようにすると飲酒量も減り、水分不足防止につながります。

関連キーワード

グリコーゲン
▶34ページ

ブドウ糖（グルコース）
▶34ページ

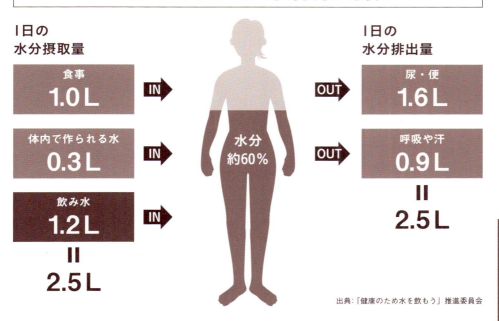

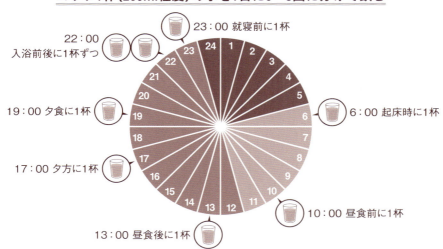

第3章　糖質制限の食事

第3章の要点チェック

次の文章にあうように（　　　）に適切な語を
下の選択肢のなかから選びましょう。

（1）　血糖値が安定すると全身の（　①　）や代謝が改善される。

（2）　糖質制限食は「糖質（主食）の摂取を減らした分、（　②　）を
増やす」という食事スタイル。

（3）　糖質制限は、成長期の（　③　）や（　④　）は行わない。

（4）　ダイエットのときは【体重（kg）】−【体重（kg）×体脂肪率（%）】
で割り出した（　⑤　）を減らさないようにする。

（5）　麻生式ダイエットでは、最初の1週間で（　⑥　）を行うことで
（　⑦　）回路を回すことが重要となる。

（6）　1日に必要なタンパク質量は体重1kgあたり（　⑧　）g。

（7）　肝臓でケトン体に作り変えられる（　⑨　）や、ヒトの体内では
合成できない（　⑩　）は食品で積極的に摂取する。

（8）　食物繊維の摂取量は1日あたり（　⑪　）gが理想の目安。

（9）　糖質制限食の食べ順は（　⑫　）→主菜→（　⑬　）。

（10）不足しがちなミネラルやビタミンB群、（　⑭　）は意識的に補給
したほうがよい。

除脂肪体重　ごはん・パン・麺類　1.2〜1.6　20　血流

代謝　断糖　野菜・きのこ・海藻類　タンパク質　ビタミンC

妊婦　オメガ3系脂肪酸　中鎖脂肪酸　糖質　主菜　子ども

ケトン体

第4章

見える糖質量

ひと目でわかるカーボカタログ
(食品別糖質量)

「ごはん普通盛りの糖質量は約55gです」といわれてもピンとこないなら、
角砂糖に換算してみましょう。角砂糖1個の糖質量は約3g。
ごはん普通盛りの糖質量は、角砂糖18個分の計算になるのです!
第4章では、私たちが普段口にする食事の糖質量を角砂糖で"見える化"します。

第4章　見える糖質量

01 〔料理編〕ごはん、パン、麺類

私たちが主食として食べているごはんやパン、麺類などの炭水化物は、糖質の代表選手。
食べたときに甘さを感じなくても、大量の角砂糖を食べているのと同じなのです。

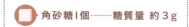
角砂糖1個……糖質量 約3g

※食材や料理の糖質量を角砂糖1個分（約3g）で換算した際、割り切れなかった場合は、小数点以下を四捨五入しています。
（1個未満の場合は、小数点第1位まで表示。）

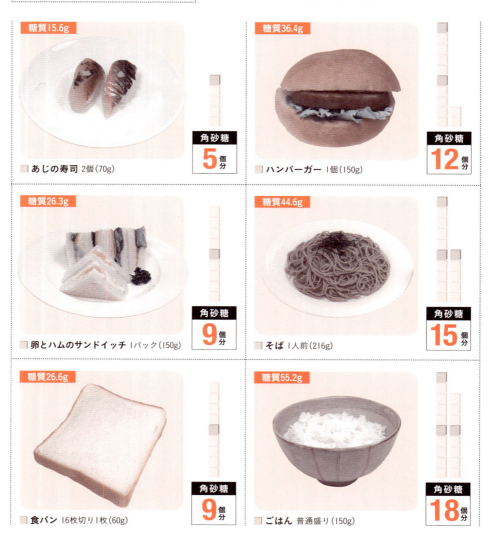

食品	糖質	角砂糖
あじの寿司 2個(70g)	15.6g	5個分
ハンバーガー 1個(150g)	36.4g	12個分
卵とハムのサンドイッチ 1パック(150g)	26.3g	9個分
そば 1人前(216g)	44.6g	15個分
食パン 1.6枚切り1枚(60g)	26.6g	9個分
ごはん 普通盛り(150g)	55.2g	18個分

■まずは主食との向きあい方を変える

　白米やパン、麺などの主食に含まれる糖質量は群を抜いています。特に牛丼や天丼などは、ごはんが多めなので要注意。また、市販のルーで作ったカレーライスは、ごはん×小麦粉のダブル糖質。角砂糖に換算すると、31個分にもなるのです。

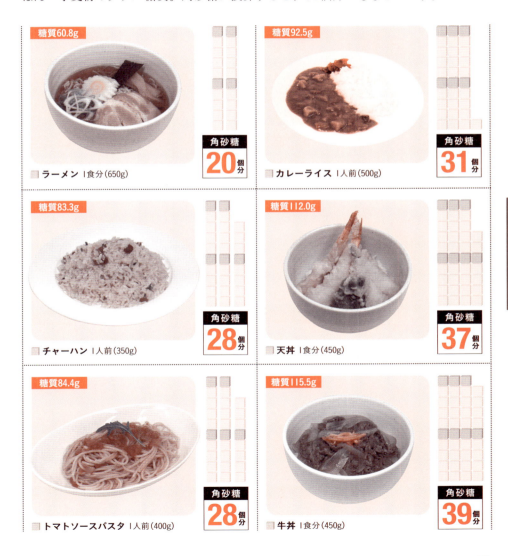

糖質60.8g ラーメン 1食分(650g) 角砂糖20個分

糖質92.5g カレーライス 1人前(500g) 角砂糖31個分

糖質83.3g チャーハン 1人前(350g) 角砂糖28個分

糖質112.0g 天丼 1食分(450g) 角砂糖37個分

糖質84.4g トマトソースパスタ 1人前(400g) 角砂糖28個分

糖質115.5g 牛丼 1食分(450g) 角砂糖39個分

4 見える糖質量

第4章　見える糖質量

02 〔料理編〕野菜、果物

野菜や果物はヘルシーなイメージですが、いも類にはでんぷん、果物には果糖が含まれます。特に最近の果物は品種改良により糖度が上がっているため、注意が必要です。

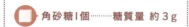 角砂糖1個 ……… 糖質量 約3g

※食材や料理の糖質量を角砂糖1個分（約3g）で換算した際、割り切れなかった場合は、小数点以下を四捨五入しています。（1個未満になる場合は、小数点第1位まで表示）

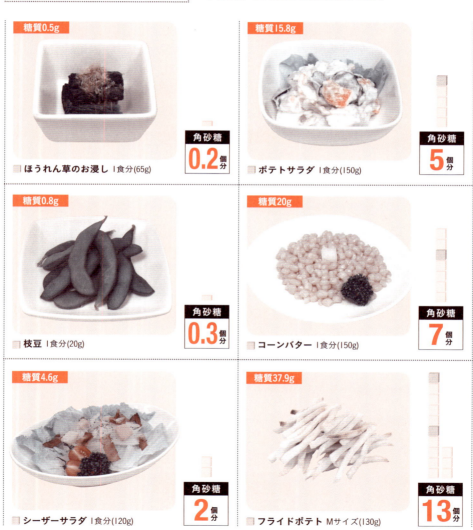

料理	糖質	角砂糖
ほうれん草のお浸し 1食分(65g)	0.5g	0.2個分
ポテトサラダ 1食分(150g)	15.8g	5個分
枝豆 1食分(20g)	0.8g	0.3個分
コーンバター 1食分(150g)	20g	7個分
シーザーサラダ 1食分(120g)	4.6g	2個分
フライドポテト Mサイズ(130g)	37.9g	13個分

120

■**根菜よりも葉野菜を中心に、果物は適量を**

　ビタミンや食物繊維が豊富な野菜や果物類は、美容と健康の強い味方。じゃがいもやとうもろこしなどは控えめにするなど糖質量に気をつけて、葉もの野菜を積極的に摂りましょう。果物は1日おきに旬のものを少量程度。食べるときは食事の最後にします。

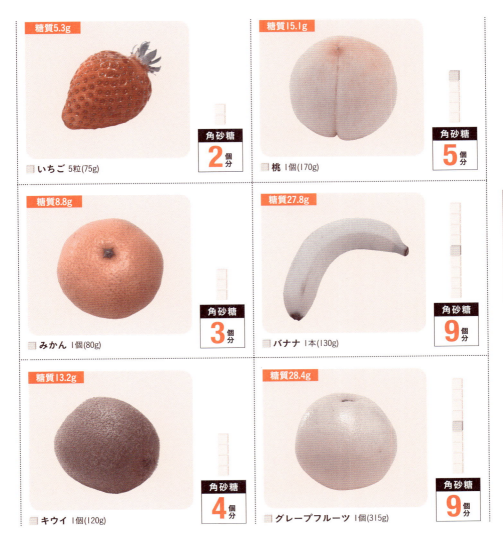

03 〔料理編〕肉類、魚介類

肉や魚に含まれるタンパク質は、糖質制限のときには特に欠かせない栄養素。ダイエット中は脂肪燃焼を助けるL-カルニチンが豊富な赤身肉がおすすめ。

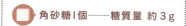
角砂糖1個………糖質 約3g

※食材や料理の糖質量を角砂糖1個分（約3g）で換算した際、割り切れなかった場合は、小数点以下を四捨五入しています。（1個未満になる場合は、小数点第1位まで表示）

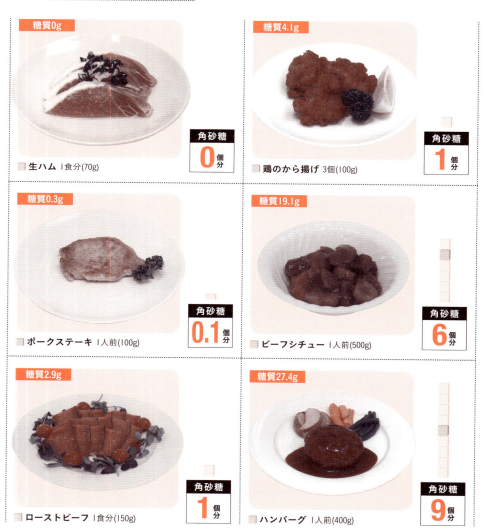

料理	糖質	角砂糖
生ハム 1食分(70g)	0g	0個分
鶏のから揚げ 3個(100g)	4.1g	1個分
ポークステーキ 1人前(100g)	0.3g	0.1個分
ビーフシチュー 1人前(500g)	19.1g	6個分
ローストビーフ 1食分(150g)	2.9g	1個分
ハンバーグ 1人前(400g)	27.4g	9個分

■**肉や魚は低糖質**

　肉類は基本的に低糖質ですが、肉じゃがは根菜、ハンバーグはつなぎのパン粉が高糖質です。魚介類はシンプルに刺身か塩焼きがおすすめ。煮魚は砂糖やみりんを使うので、あまりおすすめできません。味付けは、塩やスパイス、レモン汁などで。

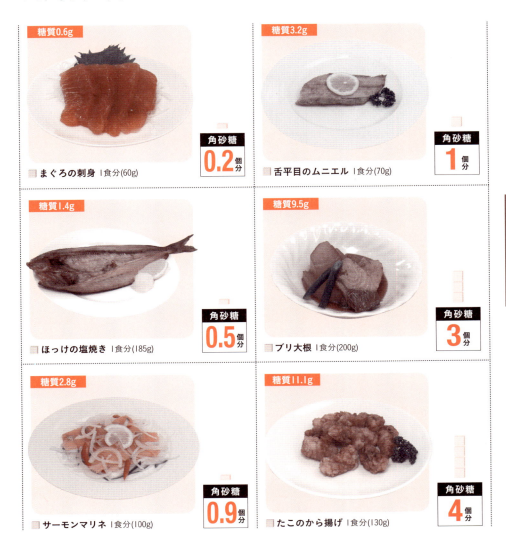

04 〔料理編〕卵、大豆、乳製品、海藻類

卵や大豆製品には良質なタンパク質が豊富なので毎食必ず取り入れるように。
ミネラルや食物繊維が豊富な海藻類やこんにゃくも、1日1回食べるのが理想です。

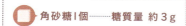 角砂糖1個………糖質量 約3g

※食材や料理の糖質量を角砂糖1個分（約3g）で換算した際、
　割り切れなかった場合は、小数点以下を四捨五入しています。
　（1個未満になる場合は、小数点第1位まで表示）

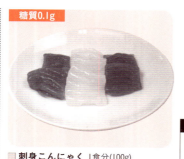

糖質0.1g
刺身こんにゃく 1食分(100g)
角砂糖 0 個分

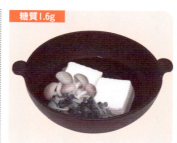

糖質1.6g
湯豆腐 1食分(100g)
角砂糖 0.5 個分

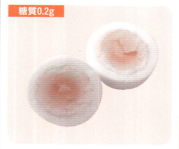

糖質0.2g
ゆでたまご 1個(50g)
角砂糖 0.1 個分

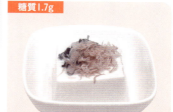

糖質1.7g
冷奴 1食分(100g)
角砂糖 0.6 個分

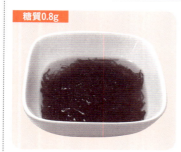

糖質0.8g
もずく酢 1食分(60g)
角砂糖 0.3 個分

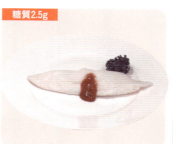

糖質2.5g
オムレツ 1人前(65g)
角砂糖 0.8 個分

■卵や大豆加工品を上手に使ってボリュームアップ

　低糖質で栄養価が高い卵や乳製品は、さまざまな料理で大活躍。豆腐やおからなどの大豆加工品は、ごはんやパンの代用品としても有能です。こんにゃくと海藻類に含まれる食物繊維は、血糖値の上昇を防ぎます。

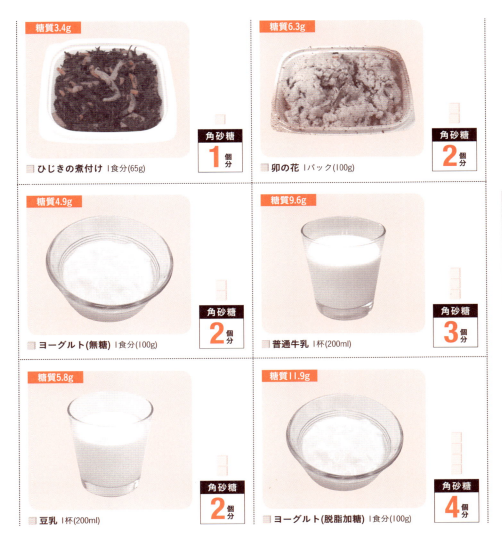

05 〔料理編〕お酒、飲み物

大量に糖質を摂ってしまうのがドリンク類。特にビールや日本酒、果汁ジュースはコップ1杯でも約5〜10個分の角砂糖を摂取しているのと同じ。一日の許容量を見極めることが大事です。

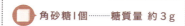

角砂糖1個……糖質量 約3g

※食材や料理の糖質量を角砂糖1個分（約3g）で換算した際、割り切れなかった場合は、小数点以下を四捨五入しています。（1個未満になる場合は、小数点第1位まで表示）

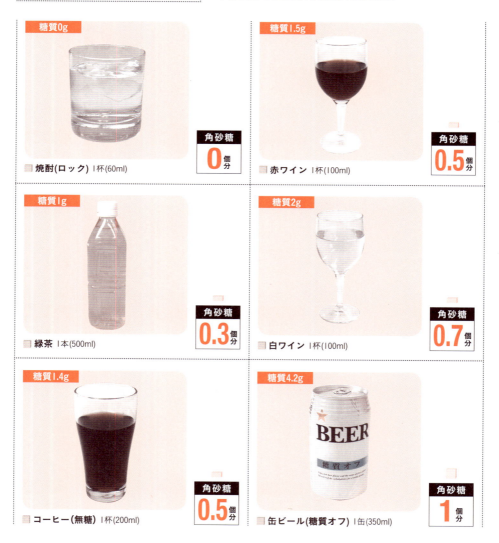

- 焼酎(ロック) 1杯(60ml) ― 糖質0g ― 角砂糖 0個分
- 赤ワイン 1杯(100ml) ― 糖質1.5g ― 角砂糖 0.5個分
- 緑茶 1本(500ml) ― 糖質1g ― 角砂糖 0.3個分
- 白ワイン 1杯(100ml) ― 糖質2g ― 角砂糖 0.7個分
- コーヒー(無糖) 1杯(200ml) ― 糖質1.4g ― 角砂糖 0.5個分
- 缶ビール(糖質オフ) 1缶(350ml) ― 糖質4.2g ― 角砂糖 1個分

■無糖のコーヒーやお茶は○、ビールや日本酒は×

　砂糖入りの炭酸飲料、ジュース類やシェイク、スポーツドリンクには糖質が大量に含まれています。無糖のコーヒーや紅茶、緑茶、水などを選ぶのが安全です。アルコール類は、ビールや日本酒ではなく、糖質オフビール、焼酎、ワインを選びましょう。

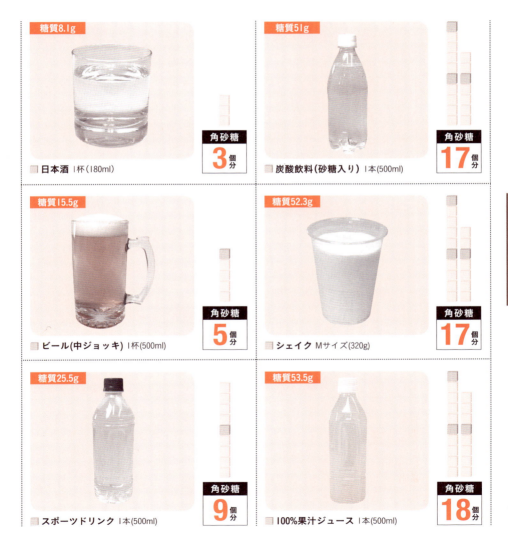

4　見える糖質量

06 〔外食編〕ファミリーレストラン

■糖質制限をサポートするメニューが急増中

消費者の健康志向が高まるなか、今や糖質オフ市場①は拡大し、外食産業は糖質制限の頼れるサポーターになりつつあります。大手ファミリーレストランでは「低糖質セット」「糖質が気になる方へ！」とメニューに表示する店も多く見かけるようになりました。

また、糖質制限中の人にとって助かるのは、"置き換え"できるという選択肢があること。普通のパンを低糖質のソイブレッドに換えたり、ラーメンの麺を「糖質0g麺」「ほうれん草麺」に、パスタを「ハイレジパスタ（食物繊維の一種レジスタントスターチ②を使った麺）」などに換えたりできるようになったことで、メニューの選択肢が一気に広がりました。

■秘訣はメインディッシュ＋単品の組みあわせ

しかし、糖質制限対応メニューを用意していない店もあるでしょう。そんなときのメニュー選びの基準は、肉や魚などのおかずをメインに据えて、野菜や海藻のサラダやスープなどのサイドメニューを組みあわせること。

肉はシンプルに調理されたグリルやステーキがおすすめです。このときパンやライスとのセット③ではなく、単品で頼むのが大切です。

オムライスやカレーライスなどのごはんメニューやパスタ類は、避けたほうがいいでしょう。注意したいのはステーキなどのつけあわせ。マッシュポテトやコーン、ニンジンのグラッセなどは糖質を多く含んでいます。サイドメニューは内容を変更できるお店も増えているので聞いてみましょう。

 用語解説

①糖質オフ市場
2015年の「糖質オフ・ゼロ」の市場規模は3,185億円。2016年の同市場規模の見込みは3,431億円と、年々さらなる拡大を見せています。（富士経済「ヘルス＆ウェルネス食品市場の将来展望2016」、2016年7月発表）

②レジスタントスターチ
大腸に届くでんぷんとでんぷん分解物の総称です。「レジスタント」＝消化されない、「スターチ」＝でんぷんという意味で、難消化性でんぷん、または耐性でんぷんともいわれます。

③セット
糖質の低いステーキでも、ライスのセットにした途端、糖質量は大幅アップ。1人前（600g）のステーキセット（ライスとスープつき）だと、糖質は約79.8g、角砂糖27個分になります。

関連キーワード
糖質0g麺
▶136ページ

ファミリーレストランの糖質オフメニュー例

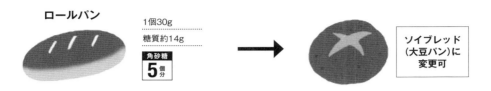

ロールパン
1個30g
糖質約14g
角砂糖 5個分
→ ソイブレッド（大豆パン）に変更可

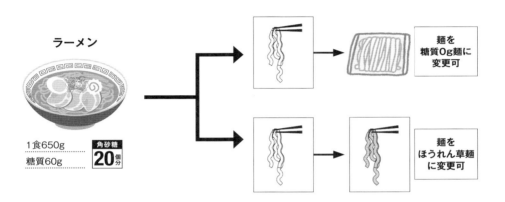

ラーメン
1食650g
糖質60g
角砂糖 20個分
→ 麺を糖質0g麺に変更可
→ 麺をほうれん草麺に変更可

ファミリーレストランのOK・NGメニュー

OK（糖質量が少ない）

ステーキ
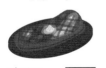
1食200g
糖質約0.7g
角砂糖 0.2個分

シーザーサラダ

1食120g
糖質4.5g
角砂糖 2個分

カルパッチョ

1食100g
糖質0.2g
角砂糖 0.1個分

コンソメスープ

1杯150g
糖質2.2g
角砂糖 0.7個分

NG（糖質量が多い）

オムライス

1食400g
糖質87g
角砂糖 29個分

ピザ
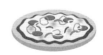
1食300g
糖質83g
角砂糖 28個分

ポテトサラダ

1食150g
糖質15g
角砂糖 5個分

コーンスープ

1杯200g
糖質15g
角砂糖 5個分

※料理や食材に関しては、代表的なものを想定した一例です。角砂糖は1個分（3g）で換算し、割り切れなかった場合は小数点以下を四捨五入しています。（1個未満の場合は、小数点第1位まで表示）

第4章　見える糖質量

07 〔外食編〕ファストフード

■丼ものは"主食"抜きの新商品が人気に

ハンバーガーのバンズ（パン）、牛丼や天丼のごはんなど、ファストフードと主食の炭水化物は切っても切り離せない関係です。かつて糖質制限をしている人にとって、ファストフードの店は鬼門とすら思われていました。

しかし、最近ではファストフード界にも糖質制限ブームが到来しています。牛丼チェーンにはごはんなしの牛皿①は昔からありましたが、ごはんを豆腐に置き換えた商品も登場。また、食後の血糖値の上昇を穏やかにするサラシノール②成分を配合した牛丼メニューも話題になっています。

■ハンバーガーチェーンも糖質オフを意識

ファストフードといえば真っ先にハンバーガーを思い浮かぶ人が多いのでは？　糖質たっぷりのバンズで肉や野菜を挟んだもの、というのがハンバーガーの定義でしたが、最近ではそんな常識が変わりつつあります。

先陣を切ったのは業界2位の大手ハンバーガーチェーン。バンズの代わりにレタスで具材を挟むシリーズは、バーガー界に新常識を打ち立てました。また、高級志向で知られる他の大手チェーンでも、2015年からは糖質50％オフを実現した「低糖質バンズ③」を展開。全てのハンバーガーを低糖質バンズに置き換えられるようになっています。

主食がメインの丼ものやハンバーガー、糖質の多いフライドポテトや甘いシェイクなどを避け、上記のような低糖質メニューやチキン、サラダなどを選べば、ファストフードで糖質オフをかなえることができる時代になりました。

用語解説

①牛皿
複数のチェーンで展開されているメニュー。ごはん抜きで、牛丼の具のみが提供される。

②サラシノール
インドやスリランカに多く自生するハーブ、サラシアに含まれる成分。食事から摂取した糖の吸収を穏やかにし、食後の血糖値の上昇を緩やかにする機能があります。サプリメントやお茶などにも使用されており、通信販売されているサラシノール入り牛丼の具は、機能性表示食品となっています。

③低糖質バンズ
実施店のホームページによると、低糖質バンズの糖質は1個あたり14.8g。普通のバンズと比べても、風味や食感、食べごたえもじゅうぶんにあるのが特徴。

ファストフードの糖質オフメニュー

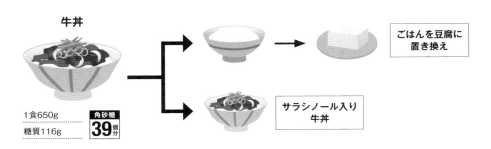

牛丼
1食650g
糖質116g
角砂糖 39個分

ごはんを豆腐に置き換え

サラシノール入り牛丼

ハンバーガー
1個150g
糖質36g
角砂糖 12個分

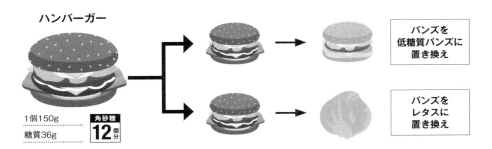

バンズを低糖質バンズに置き換え

バンズをレタスに置き換え

ファストフードのOK・NGメニュー

OK(糖質量が少ない)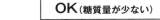

チキンナゲット
1食130g
糖質5.3g
角砂糖 2個分

フライドチキン
1個55g
糖質2.2g
角砂糖 0.7個分

生野菜サラダ

1食60g
糖質2.1g
角砂糖 0.7個分

ウーロン茶

1杯500ml
糖質0.5g
角砂糖 0.2個分

NG(糖質量が多い)

天丼

1食450g
糖質110g
角砂糖 37個分

ハンバーガー

1個150g
糖質36g
角砂糖 12個分

ポテトフライ

Mサイズ130g
糖質37.9g
角砂糖 13個分

シェイク

Mサイズ320g
糖質52.3g
角砂糖 17個分

※料理や食材に関しては、代表的なものを想定した一例です。角砂糖は1個分(3g)で換算し、割り切れなかった場合は小数点以下を四捨五入しています。(1個未満の場合は、小数点第1位まで表示)

第4章　見える糖質量

08 〔外食編〕コンビニ

■コンビニは低糖質商品の宝庫

「ランチはコンビニで手軽に済ませる」という人にとって、コンビニで手にとりがちなお弁当やおにぎり、うどん、そば、カップラーメンなどは、それひとつで済む手軽さが魅力。ですが、糖質制限という立場から考えるなら、おすすめはできません。

では、コンビニの食事で糖質制限をするのは不可能かといえば、そんなことはありません。実は糖質の低い食品は意外にたくさんあるのです。人気のサラダチキン①や唐揚げ、ゆでたまごなどのタンパク質と、低糖質のサラダや総菜の組みあわせで、糖質制限ランチになるのです。

■最近では低糖質スイーツも充実

最近では「低糖質」をウリにしたオリジナル商品を並べるコンビニも増えています。小麦粉と比べて糖質が低いブラン（穀物の外皮）を使ったブランパン②や、大手トレーニングジムと共同開発した低糖質パスタやパン、ラーメンなどを置いているところもあります。

また、どのコンビニでも特に力を入れているのが低糖質スイーツです。プリン、ティラミス、アイスクリーム、クリームサンド、チョコレートケーキ、どら焼きまで。糖質制限中はタブーとされているスイーツですが、菓子メーカーが独自の工夫をした糖質量を抑えた商品が並んでいます。

しかし、「低糖質スイーツ」といえども食べる量に気をつけて。ごほうび③だからといって毎日毎食低糖質スイーツを食べてしまうと、肝心なタンパク質やビタミン、ミネラルなどの栄養が不足してしまいます。

✏ 用語解説

①サラダチキン

糖質オフダイエットと共に大人気商品となった蒸し鶏。各社からさまざまな味が販売されています。糖質も低いうえ、低カロリー・高タンパク質と、三拍子そろっています。

②ブランパン

ブームの火つけ役はローソン。2012年よりブランパンを販売し、シリーズの累計販売数は1億3,000万個以上。（2017年7月時点）

③ごほうび

たまには本格的高級スイーツを味わって"ごほうび"をいただく。お気に入りのお皿にのせて、素敵な空間で友達と楽しく……など、五感に訴えれば少量でも心の満足度が違います。こんな考え方も大切に。

コンビニのOK・NGメニュー

OK（糖質量が少ない）

唐揚げ

3個100g
糖質4.1g
角砂糖 1個分

サラダチキン

1個115g
糖質0.3g
角砂糖 0個分

ゆでたまご

1個50g
糖質0.2g
角砂糖 0個分

生野菜サラダ

1食60g
糖質2.1g
角砂糖 0.7個分

NG（糖質量が多い）

おにぎり

大1個100g
糖質36.6g
角砂糖 12個分

カップラーメン

1食80g
糖質43.7g
角砂糖 15個分

肉まん

1個110g
糖質44.4g
角砂糖 15個分

幕の内弁当

1食650g
糖質135.3g
角砂糖 45個分

低糖質スイーツ例

プリン → 低糖質プリン
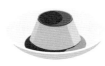
1個100g
糖質15g
角砂糖 5個分

1個75g
糖質3.6g
角砂糖 1個分

ケーキ → 低糖質ケーキ

1個110g
糖質47g
角砂糖 16個分

1切れ
糖質5.6g
角砂糖 2個分

アイスクリーム → 低糖質アイスクリーム

1個120g
糖質26.6g
角砂糖 9個分

1個120g
糖質7.6g
角砂糖 3個分

どらやき → 低糖質どらやき

1個100g
糖質55.6g
角砂糖 19個分

1個
糖質4.7g
角砂糖 2個分

※料理や食材に関しては、代表的なものを想定した一例です。角砂糖は1個分（3g）で換算し、割り切れなかった場合は小数点以下を四捨五入しています。（1個未満の場合は、小数点第1位まで表示）

4 見える糖質量

第4章　見える糖質量

09 〔置き換え編〕ごはん、パン

■精白米を低GIごはんに置き換える

「糖質量の高い食材を、糖質量の低いもので代用する」。これが糖質制限食を続けていくうえでのポイントになります。そうはいっても、ごはんやパンの量を突然減らしたりゼロにしてしまうことに抵抗を感じる人も多いでしょう。

そこで提案したいのが主食の置き換えです。例えば、「白いごはんがないと嫌」という人は、こんにゃく精粉を含んだ米粒状の食品や、米と大麦①をブレンドした低糖質ごはんに換えてみてはどうでしょう。見た目も味も食感も「白いごはん」に近く、食べごたえもあります。また、豆腐をポロポロに炒めたソイライス②や、みじん切りにして炒めたカリフラワーやブロッコリーをごはん代わりにするというアイデアも。これらの置き換えは、角砂糖で換算すると18個分にもなるごはんの糖質量が右ページの図のように下がるうえ、栄養も豊富です。ぜひ試してみてください。

■パンの置き換え商品も続々登場

次に、パンの置き換えです。代表的な「ブランパン」は、コンビニなどでも手軽に買える商品で、ブラン（ふすま粉）と呼ばれる小麦の表皮を配合しているのが特徴です。一般的なパンは精製した小麦粉で作られますが、ブランパンは糖質の低いブランを配合して大幅な糖質オフを実現。ほかにも低糖質・高タンパクの大豆の全粒粉を使ったパンや、ふすま粉を使ったパン用ミックス粉などもあります。

「白米やパンは全てNG」と決めつけず、上手に置き換えましょう。

 用語解説

①大麦

イネ科の穀物で、中央アジアが原産。大麦という名前ですが、小麦に含まれているグルテンが大麦には全く含まれておらず、パンの原料には不向きです。穀物のなかで、食物繊維量が最も多いのが特徴です。

②ソイライス

豆腐で作るごはんの代用品。絹ごし豆腐より糖質量が低い木綿豆腐がおすすめです。の作り方は以下のとおり。

材料・・・木綿豆腐1丁
作り方
①木綿豆腐はペーパータオルに包んで重しをのせ、20分おいて水切りをする（電子レンジで2〜3分加熱する方法でも可）。
②①を細かく手でほぐす。
③②をフライパンでポロポロになるまで炒めてできあがり。

ごはんとパンの代替品例

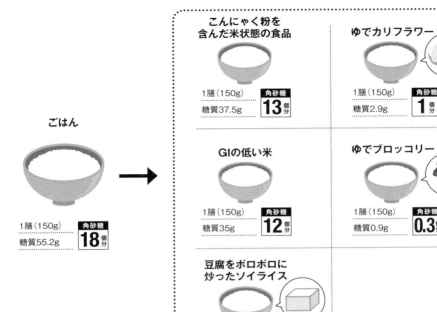

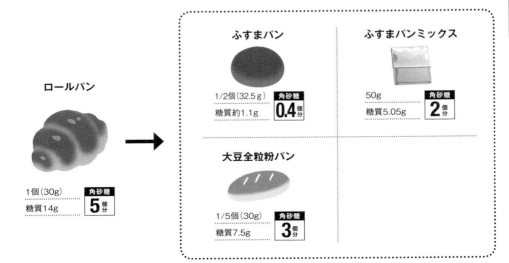

※料理や食材に関しては、代表的なものを想定した一例です。角砂糖は1個分(3g)で換算し、割り切れなかった場合は小数点以下を四捨五入しています。(1個未満の場合は、小数点第1位まで表示)

第4章　見える糖質量

10 〔置き換え編〕麺、砂糖、ビール

■麺の世界に革命を起こした「糖質0g麺」

　ごはん、パンと並ぶ主食といえば麺類です。しかし、糖質制限の観点からはうどん、そば、パスタの麺類はおすすめできません。

　そんな状況を打開したのが「糖質0g麺①」。<u>おからやこんにゃく粉を独自配合した麺</u>で、通常の小麦麺とほぼ変わらない食感やのどごしを楽しめます。平麺・丸麺の2種類があり、さまざまなメニューにアレンジが可能。水洗いだけで食べられる手軽さも魅力です。糖質0g麺のヒットを受け、他のメーカーからも「低糖質」のうどんやそば、パスタが続々登場。最近では取扱店も増えています。お近くのスーパーで探してみてください。

■砂糖とアルコールとの向きあい方

　糖質制限では食材に気を取られがちですが、調味料や嗜好品も忘れてはなりません。

　調味料で糖質を多く含むものは「砂糖」です。大さじ1杯に8.9gもの糖質が含まれ、角砂糖で表すと2〜3個分。特に精製された白砂糖は血糖値の急激な上昇をもたらすので、糖質ゼロや糖質カットの自然派甘味料に置き換えましょう。おすすめは羅漢果という果実の甘み成分を抽出した「ラカントS②」で、これに含まれるエリスリトールは、摂取しても血糖値に影響はありません。

　お酒は、ビール、日本酒、果実酒などの<u>醸造酒③</u>は糖質が高いため、<u>糖質オフビールやウイスキー、ブランデーなどの蒸留酒④に置き換え</u>ましょう。もちろん、適量を心がけましょう。

用語解説

①糖質0g麺

糖質の高い麺類の代替品として登場した糖質が0gの麺。温かい麺、冷たい麺、どちらにも使えます。スーパーでは、豆腐やおから、こんにゃく売り場に並ぶことが多いです。

②ラカントS

ウリ科の果実、羅漢果から抽出した高濃度エキスと甘味成分エリスリトールでできた自然派甘味料。再結晶化を防止したいときに最適な液状タイプも。

③醸造酒

原料となる穀物・果実を酵母によって、アルコール発酵させて作るお酒のこと。韓国のマッコリや中国の紹興酒なども醸造酒です。

④蒸留酒

アルコールの低い醸造酒を加熱・沸騰し、その蒸気を冷して液体にするお酒でスピリッツとも呼ばれます。ウォッカ、ジン、ラム、テキーラなども蒸留酒です。

糖質ゼロ・糖質オフ商品例

砂糖
大さじ1杯
糖質8.9g

角砂糖 3個分

→

エリスリトールを使用した甘味料
大さじ1杯
糖質0g（※）
角砂糖 0個分

※商品の栄養成分表示には糖質量の記載がありますが、甘味料のエリスリトールは血糖値に影響がないので、糖質0gと考えてもいいでしょう。

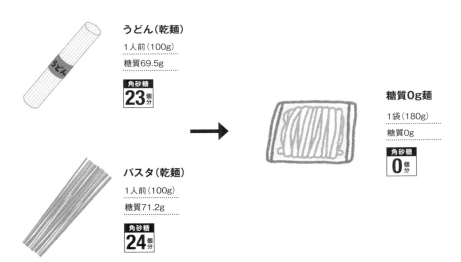

うどん（乾麺）
1人前（100g）
糖質69.5g
角砂糖 23個分

パスタ（乾麺）
1人前（100g）
糖質71.2g
角砂糖 24個分

→

糖質0g麺
1袋（180g）
糖質0g
角砂糖 0個分

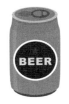

ビール
1缶（350ml）
糖質10g

角砂糖 3個分

→

糖質オフビール
1缶（350ml）
糖質4.2g
角砂糖 1個分

※編集部調べ

※料理や食材に関しては、代表的なものを想定した一例です。角砂糖は1個分（3g）で換算し、割り切れなかった場合は小数点以下を四捨五入しています。（1個未満の場合は、小数点第1位まで表示）

4 見える糖質量

第4章　見える糖質量

11 〔置き換え編〕調味料

■糖質の高い調味料でも血糖値は上昇する

　低糖質の食材を使っても、糖質たっぷりの調味料で味つけしては意味がありません。砂糖や料理酒やみりんはもちろん、麺つゆ、トマトケチャップ、中濃ソースなど、食べてすぐに甘みを感じる調味料は糖質が高いので要注意です。

　調味料の置き換えは、2つの方法があります。ひとつは調味料を手作りすること。例えば、みりんは糖質ゼロの日本酒と自然派甘味料（ラカントSなど）を混ぜれば、簡単に糖質ゼロみりんを作ることができます。2つめは調味料自体を置き換えること。料理酒は白ワインや焼酎などの蒸留酒に、トマトケチャップはトマトピューレやトマトペースト①で代用可能です。

■低糖質の市販品に切り替える

　調味料を手作りするのが難しい人は、市販の低糖質調味料に切り替えるのもおすすめです。麺つゆ、中濃ソース、トマトケチャップなど、一般家庭でよく使われる調味料は、「低糖質麺つゆ」「低糖質ソース」「低糖質トマトケチャップ」といった糖質を抑えた代替調味料がすでに販売されています。

　また、調味料の使い過ぎを防ぐには、だし②で味をきめるのがコツ。だしをしっかりとってシンプルに仕上げ、糖質の少ないしょうゆや塩、こしょうで味つけたり、スパイスやハーブなどでアクセントをつけるのもいいでしょう。

　「低糖質のオリジナル調味料を作る」、「市販品で置き換える」、「だしをしっかりとる」。これらの方法で、調味料の糖質オフが実現できます。

用語解説

①トマトピューレとトマトペースト

どちらもトマトの加工品。生もしくは加熱してから裏ごしして煮詰めたもの。ピューレとペーストの違いはその濃度。日本農林規格（JAS）の規定では、無塩可溶性固形分がピューレは24％未満、ペーストは24％以上で水分が少なく凝縮されています。トマトピューレはトマト料理のベースに、トマトペーストは煮込み料理の隠し味などに使います。

②だし

肥満の人ほど甘み嗜好が強く、旨み感度が低い傾向にあります。旨み感度を上げるためには、だしをしっかりとることから始めます。昆布やかつお節などの食材はもちろん、ちりめんじゃこや干しえびなどの旨みをいかすのもいいでしょう。調味料はシンプルにするのが、糖質オフの秘訣です。

調味料の代替品例

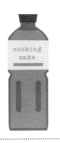

料理酒（日本酒）

100g

糖質3.6g

角砂糖 **1** 個分

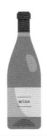

白ワイン

100g

糖質約2.0g

角砂糖 **0.7** 個分

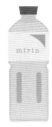

みりん

100g

糖質43.2g

角砂糖 **14** 個分

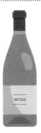 ＋ **0** ゼロ

白ワイン＋
エリスリトールを
使用した甘味料

100g

糖質2.0g

角砂糖 **0.7** 個分

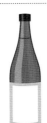

麺つゆ

100g

糖質8.7g

角砂糖 **3** 個分

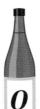

低糖質麺つゆ

100g

糖質0g

角砂糖 **0** 個分

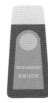

中濃ソース

100g

糖質29.8g

角砂糖 **10** 個分

低糖質ソース

100g

糖質5g

角砂糖 **2** 個分

トマトケチャップ

100g

糖質25.6g

角砂糖 **9** 個分

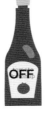

低糖質トマトケチャップ

100g

糖質5.4g

角砂糖 **2** 個分

※料理や食材に関しては、代表的なものを想定した一例です。角砂糖は1個分（3g）で換算し、割り切れなかった場合は小数点以下を四捨五入しています。（1個未満の場合は、小数点第1位まで表示）

4 見える糖質量

第4章　見える糖質量

12 〔置き換え編〕粉類

■おから粉や豆腐など、大豆製品が活躍

　コロッケ、ハンバーグ、揚げ物、ムニエルなど、人気の家庭料理の多くは小麦粉がつなぎ①として使われます。前述のとおり、小麦粉は小麦を精製したものなので、もちろん糖質量は高め。大さじ1杯で約6.6g、角砂糖2個分です。そこで、代替品としておすすめなのが、おからパウダーや大豆粉です。

　おからパウダーは豆乳を絞った残りかすを乾燥させて粉状にしたもの。大豆粉は生の大豆を粉状にしたもので、どちらも原料は大豆です。揚げ衣やつなぎで小麦粉の代わりにしましょう。

　同じく、パン粉の代用は、高野豆腐②を叩いて砕いたものを。最近はパウダー状になったものも市販されています。

　代替品を選ぶときは、それぞれの食材の特質が近いものを選ぶのがポイント。味や食感が変わるのでいろいろ試して自分好みのレシピを見つけるとよいでしょう。

■片栗粉の代わりにグァーガムでとろみづけ

　とろみづけやつなぎ代わりに使われる片栗粉も、じゃがいものでんぷんから作られるため糖質は高め。大さじ1杯で約7.3g、角砂糖2個分に匹敵します。

　そんな片栗粉は、グァーガムで代用できます。グァーガムはグァー豆の種皮から得られる天然多糖類。お菓子の材料など食品をはじめ、さまざまな分野で用いられていて、通販で手に入ります。

　また、オオバコ③を用いたダイエット食品や粉寒天に水を加えてとろみをつけたり、刻むと粘り気の出るオクラを使うなど、低糖質でとろみをつける方法もいろいろあります。

 用語解説

①つなぎ

材料を混ぜあわせるときに、ひとつにまとめやすくさせるために加えるもの。小麦粉のほかに、パン粉や片栗粉など、料理によって使い分けます。

②高野豆腐

豆腐を凍結、低温熟成させて乾燥させた保存食。食品成分表では「凍み豆腐（しみどうふ）」と表示され、「凍り豆腐」と呼ぶことも。ビタミンKや鉄など、多くの栄養素が含まれ、特に豊富なのがアミノ酸。アミノ酸は、タンパク質に分類される栄養素で、疲労回復や脂肪燃焼に効果があります。

③オオバコ

生薬やサプリメントなどに利用されている多年草植物。種皮にカルシウムや亜鉛などの栄養素を多く含み、煎じることで、風邪などの炎症を抑える働きが促進されます。オオバコを用いたダイエット食品のなかには、水に溶かすと粘り気が出て、片栗粉と同様に使えるものもあります。

粉類の代替品例

小麦粉 → おからパウダー

大さじ1
糖質6.6g
角砂糖 2個分

大さじ1
糖質0.1g
角砂糖 0個分

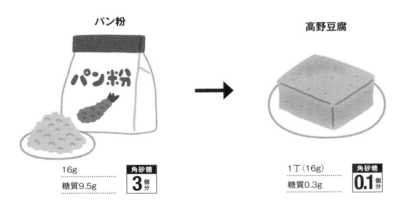

パン粉 → 高野豆腐

16g
糖質9.5g
角砂糖 3個分

1丁（16g）
糖質0.3g
角砂糖 0.1個分

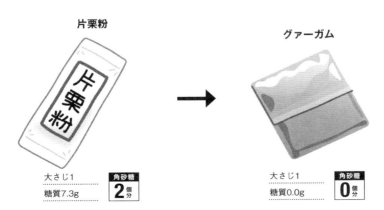

片栗粉 → グァーガム

大さじ1
糖質7.3g
角砂糖 2個分

大さじ1
糖質0.0g
角砂糖 0個分

※料理や食材に関しては、代表的なものを想定した一例です。角砂糖は1個分（3g）で換算し、割り切れなかった場合は小数点以下を四捨五入しています。（1個未満の場合は、小数点第1位まで表示）

第4章　見える糖質量

13 〔置き換え編〕おやつ

■おやつを選ぶなら低糖質スイーツ

　ホットケーキやドーナッツ、せんべいやおはぎ、チョコレート①などのお菓子類は、ほぼ全てといっていいほど糖質が高め。

　特に粉ものは要注意で、ドーナッツ1個で角砂糖10個分、ホットケーキ1人分で角砂糖15個分の糖質量です。洋菓子よりカロリーは低い和菓子でも、おはぎ1個で角砂糖10個分です。

　「どうしても甘いものが食べたい」という欲求に抗えない人は、132ページで紹介したような低糖質スイーツを選びましょう。ただし、低糖質スイーツは一時のもの。あくまで「ごほうび」という認識です。甘いと感じただけでインスリンが分泌されて低血糖となり、次々に甘いものが欲しくなることもあるので要注意です。

■小腹が空いたらナッツや小魚を

　おやつでベストなのはナッツやチーズ、小魚です。

　特におすすめはナッツ類。くるみ②、アーモンド③、マカダミアナッツなどは、低糖質でビタミンやミネラルも豊富。不飽和脂肪酸が含まれるものもあります。また、カルシウムが多い小魚や個包装になっているプロセスチーズも間食にぴったり。持ち運びしやすく、食べ過ぎも予防できます。

　コンビニではおつまみコーナーにある、あたりめやビーフジャーキー、おしゃぶりこんぶは低糖質です。ただし、塩分が高めなので、量はほどほどに。

　お菓子を手作りする場合は、ラカントSやおからパウダー、粉寒天など、低糖質の材料を使うように心がけましょう。

✎ 用語解説

①チョコレート

ミルクチョコレートは糖質が高いのでNG。カカオ70%以上のダークチョコレートなら糖質10gまではおやつに摂ってOKです。ポリフェノールが活性酸素を取り除いてくれるため、アンチエイジング効果が見込めるほか、食物繊維やミネラルなどの栄養も補給できます。

②くるみ

栄養価がとても高く、オメガ3系脂肪酸が含まれています。悪玉コレステロールを下げるリノール酸や、疲労回復に効果のあるビタミンB1などが豊富です。食べ過ぎは消化不良やカロリーオーバーにつながるので、ナッツ類は1日50g(片手ひとにぎり分)程度にとどめておきましょう。

③アーモンド

天然のサプリといわれる栄養豊富な食品。特にビタミンEが100gあたり、31.2mgと穀物やナッツ類ではトップクラス。カルシウムやマグネシウムなどのミネラルも豊富で食物繊維も10.4g含まれます。塩や砂糖のついていない素焼きアーモンドを選んで。

おやつの代替品例

OK（糖質量が少ない）

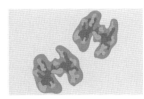

くるみ
10g
糖質約0.4g
角砂糖 **0.1**個分

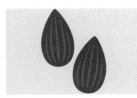

アーモンド
10g
糖質約1.1g
角砂糖 **0.4**個分

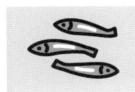

小魚（煮干し）
10尾（10g）
糖質約0.0g
角砂糖 **0**個分

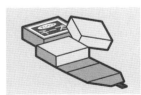

プロセスチーズ
1個（20g）
糖質約0.3g
角砂糖 **0.1**個分

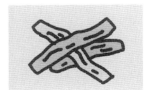

あたりめ
10g
糖質約0.0g
角砂糖 **0**個分

NG（糖質量が多い）

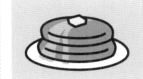

ホットケーキ
100g
糖質約44.1g
角砂糖 **15**個分

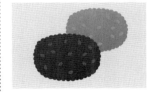

おはぎ
1個（70g）
糖質約29.2g
角砂糖 **10**個分

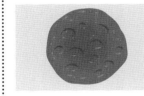

しょうゆせんべい
1枚（20g）
糖質16.4g
角砂糖 **5**個分

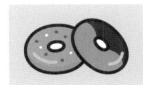

ドーナッツ
1個（50g）
糖質約29.5g
角砂糖 **10**個分

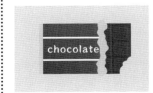

ミルクチョコレート
3かけ（15g）
糖質約7.8g
角砂糖 **3**個分

※料理や食材に関しては、代表的なものを想定した一例です。角砂糖は1個分（3g）で換算し、割り切れなかった場合は小数点以下を四捨五入しています。（1個未満の場合は、小数点第1位まで表示）

第4章　見える糖質量

第4章の**要点チェック**

**次の文章にあうように（　　　）に適切な語を
下の選択肢のなかから選びましょう。**

（１）　ごはんは普通盛り150gで角砂糖（　①　）個分の糖質になる。

（２）　精白米は大麦をブレンドしたものや豆腐を使った（　②　）に置
　　　　き換えるのがよい。

（３）　野菜は糖質量に注意して、（　③　）を中心に選ぶ。

（４）　砂糖は羅漢果の甘み成分を抽出した（　④　）などの自然派甘
　　　　味料を使用する。

（５）　料理酒は（　⑤　）や焼酎などの蒸留酒に置き換えできる。

（６）　小麦粉やパン粉は（　⑥　）パウダーなどで代用できる。

（７）　おやつには（　⑦　）やチーズ、小魚など、おつまみ系を選ぶ。

（８）　ファミレスではメインディッシュ＋（　⑧　）の組みあわせを選ぶ。

（９）　ファストフード店では（　⑨　）抜きの商品が人気。

（10）　ブランパンのブランとは小麦の（　⑩　）のこと。

ラカントＳ　ナッツ　外皮　18　葉野菜　単品　白ワイン　主食
おから　ソイライス

解答
①18　②ソイライス　③葉野菜　④ラカントＳ　⑤白ワイン　⑥おから　⑦ナッツ　⑧単品　⑨主食　⑩外皮

第5章

血糖コントロール

健康は普段の生活習慣で作られる

血糖値が上下するのは、食事だけが原因ではありません。
運動や睡眠など、普段の生活習慣も関わっています。
第5章では、日常生活のなかでできる、
「血糖値コントロール」の例をいくつかご紹介します。

第5章　血糖コントロール

01 普段の生活で血糖値コントロールを！

■いつまでも元気に過ごしたいなら……

　いくつになっても元気に過ごしたい、と誰もが願うものですが、<u>厚生労働省から発表されている平均寿命と健康寿命①の差を見ると、男性で約9年、女性で約12年の開きがあります</u>。これは体にトラブルや痛みをかかえて過ごす年数といえますが、9年や12年というのはあまりに長い時間です。

　この年数を少しでも減らすための解決策のひとつに血糖値コントロールが挙げられます。これまで述べてきたように、慢性的に血糖値が高いと糖尿病にかかりやすくなり、合併症になると辛い治療などでQOL（クオリティー・オブ・ライフ）②が著しく低下してしまいます。そうならないためにも、血糖値の管理が重要なのです。

■日常生活のなかで体にいいことを続けよう

　ある程度の年齢になれば、知らない間に体内で異変が生じていることも。また、糖尿病であっても血糖値を適切にコントロールできれば、合併症の進行を抑え、さらにほかの合併症を引き起こさないように予防することも可能です。

　また、健康寿命を延ばすには、第3章で紹介した食事の内容に気をつけるほか、食事の時間や軽い運動、入浴や、よい睡眠をとることなど、一見シンプルに思える健康的な生活習慣を継続することが大事です。<u>健康な体は、一朝一夕にできるものではなく、毎日の積み重ねが大切</u>なのです。

　第5章では、普段の生活のなかで手軽にできる、血糖値コントロールの仕方をご紹介します。

 用語解説

①健康寿命

「健康上の問題で日常生活が制限されることなく生活できる期間」を健康寿命といい、厚生労働省「国民生活基礎調査」の結果から3年ごとに発表されています。『平成26年版厚生労働白書 〜健康・予防元年〜』の「健康寿命と平均寿命の差（男女別：2010年）」によると、男性の平均寿命79.55歳・健康寿命70.42歳、女性の平均寿命86.30歳・健康寿命73.62歳です。

②QOL（クオリティー・オブ・ライフ）

医療・福祉分野で使われる用語で「生活の質」を意味します。これは、患者の人間性や主体性を尊重した治療や介護を行うことで、充実度の高い生活（質の高い人生）を送ることを目指す、という考え方から生まれた言葉。QOLが高い・低い、といった使い方をします。

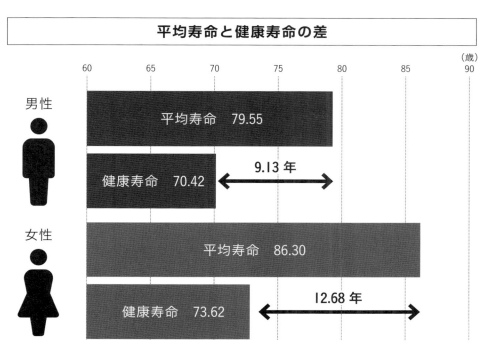

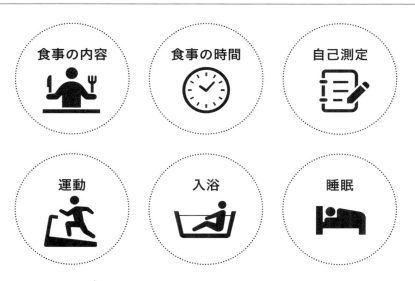

第5章　血糖コントロール

02 時間栄養学に見る効果的な食事法

■体内時計から考えた食事法

最近、体内時計の観点から食事法を考える「時間栄養学」が注目されています。これは、「何を食べるか」だけでなく、「いつ食べるか」が健康や、仕事・勉強などのパフォーマンスを左右するというものです。

体のあらゆる細胞には「時計遺伝子①」があり、朝になると活動を開始し、昼に活発になり、夜は自然と休息へ向かうという1日の周期リズムをコントロールしています。よく使われる「体内時計」というのは、時計遺伝子によってホルモンの分泌や代謝、睡眠リズムなどの体内環境が変化する機能の総称です。

■具体的な実践方法は？

朝食は体内時計をスタートさせ、活動モードにしてくれる大切な食事なので、必ず摂りましょう。欠食すると冷え性②のリスクは2倍、肥満のリスクは5倍になるという調査結果も。昼食はしっかり食べて大丈夫。代謝を担う肝臓が一番活発に働くのが昼の12時前後だからです。インスリンを分泌するすい臓は、15時前後が活動のピーク。間食を15時頃に摂るのも理にかなっています。腎臓が活発に働く夕方から夜にかけて血液のためにも野菜をしっかり摂取。夕食を抜くと翌朝の血糖値が急上昇するので抜かないように。

体内時計を調整するタンパク質のBMAL1③（ビーマルワン）は、脂肪を蓄積させる作用があります。昼は量が少なく、夜10時くらいから急増。午前2時にピークとなるため、BMAL1が増加を始める午後9時までに夕食を済ませておくのがポイント。不規則な食事時間で体内時計が狂わないように規則正しい食事時間を心がけましょう。

 用語解説

①時計遺伝子

時計が時を刻むように、体の活動を1日の周期でコントロールする遺伝子。脳の視床下部の「視交叉上核」に全体をまとめる時計があり、臓器や皮膚、血管の末端細胞など体内のあらゆる細胞にあるサブ時計を管理。時間栄養学のほか時間医療も注目され、体内リズムにあわせることで治療や投薬の効果が上がることがわかってきました。

②冷え性

週3日しか朝食を摂らない人は、週4日以上摂る人に比べ冷え性のリスクは2倍。冷えは「万病のもと」ともいわれ、むくみや胃腸の不調などにつながります。

③BMAL1

BMAL1（ビーマルワン）は体内にあるタンパク質。脂肪細胞内で、脂肪酸やコレステロールが合成される働きをサポートし、脂肪細胞に多く溜め込まれています。BMAL1が最も増える深夜の量は、最も少ない午後3時の約20倍にもなります。

食事時間のポイント

BMAL1の日内変動推移

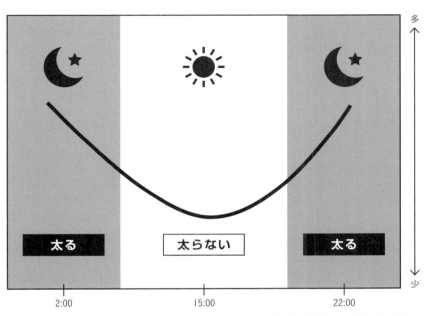

出典:日本大学薬学部 榛葉繁紀教授の研究より

朝食
内臓を目覚めさせ、
体内時計をスタートさせる

欠食すると冷え症になり、
肥満のリスクが5倍に!

昼食
代謝に重要な肝臓の活動は
12時前後がピーク

昼食は太りにくいので、
しっかり食べてもOK!

間食
すい臓の活動は
15時前後がピーク

糖質を含むおやつを
食べるなら15時前後!

夕食
腎臓の活動が活発になるため、
野菜で血液を浄化させる

翌朝の朝食後の血糖値が
急上昇するので、抜くのはNG!

第5章　血糖コントロール

03 朝の食事とシメの食事

■朝食はタンパク質と野菜をしっかり

食生活のタイプと肥満の関係を調べた米国での調査で、朝食を抜く人は朝食を食べる人に比べ5倍も肥満しやすいという結果が出ました。朝食を抜くと、血糖値を上げるホルモンが血糖値が下がらないよう調整します。その状態で昼食に糖質を摂ると血糖値が急上昇してインスリンが中性脂肪を肥満細胞に溜め込むからです。

しかし、朝食に菓子パンや果物だけ摂ってもジェットコースター血糖の原因に。時間がなくても、ゆで卵や、野菜だけで作るスムージーを口にしましょう。余裕があれば納豆や味噌汁も摂りましょう。大豆に含まれるトリプトファン①は脳に運ばれて幸せホルモンのセロトニン②を生成するほか、眠りを誘う睡眠ホルモンのメラトニン③も分泌するといわれています。

朝食を食べると、脳の体内時計④と内臓の末梢時計のズレが修正され、その日の睡眠の質が上がります。後述しますが、良質な睡眠は血糖値コントロールにもつながります。

■飲み会の後の「シメ」はほどほどに

飲み会の後、シメのラーメンやお茶漬け、女性ならスイーツが食べたくなる人が多いようですが、この現象はアルコールによる低血糖が原因です。

アルコールが体内に入ると、肝臓がアルコールの代謝を優先して本来の仕事である"体内で糖を作り出す"という働きがにぶり、低血糖になります。体がラーメンやスイーツなどの糖質を求めるのはこのため。摂り過ぎは血糖値の急上昇を招くので量はほどほどにしましょう。

 用語解説

①トリプトファン
必須アミノ酸のひとつ。睡眠に深く関係するセロトニンやメラトニンなどの物質を作ることで知られています。一般的な摂取量の目安は体重1kgあたり2mg程度。大豆には20gあたり104mg、納豆には40gあたり96mgのトリプトファンが含まれています。

②セロトニン
体内で重要な役割を果たしている三大神経伝達物質のひとつ。精神の安定や睡眠、体温調節などに関わっています。

③メラトニン
体内時計に働きかけ、覚醒と睡眠を切り替えて、自然な眠りを誘います。別名「睡眠ホルモン」。

④体内時計
朝、太陽の光の刺激により脳から全身に指令が出て、朝食を食べることで体が目覚めます。「体内時計のリズムは約25時間」ですから、それを24時間にあわせるためには一旦リセットすることが必要。そのスイッチとなるのが太陽の光と朝食です。

朝食を摂ると血糖値が上がりにくい

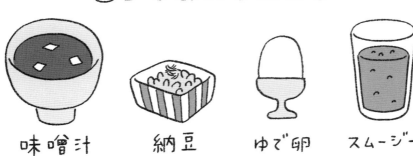

朝食にはタンパク質を多く含む大豆や卵、野菜だけで作ったスムージーがおすすめ！

飲酒後のシメで糖質は控えめに

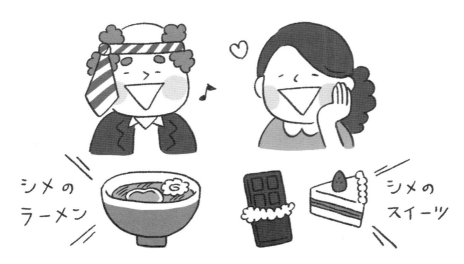

アルコールによる低血糖状態で糖質を摂取すると血糖値が急上昇してしまうのでシメはほどほどに！

第5章　血糖コントロール

04 注目される「食事誘発性熱産生」

■食事することでエネルギーが消費される

近年、栄養学の分野で注目を集めるのが「食事誘発性熱産生①（DIT）」です。ヒトが消費するエネルギーは、生命活動維持に必要な最低限のエネルギー消費である基礎代謝と、運動や家事などの身体活動全てにおける身体活動代謝、そしてDITに分けられます。<u>DITとは食物の消化吸収、味や香りといった知覚の働きなど、食事をすることで消費するエネルギー</u>を指します。

健康な女子大生33人に、1食あたり500キロカロリーの食事を「7:00、13:00、19:00」に摂る朝型生活と、「13:00、19:00、1:00」に摂る<u>夜型生活②</u>をさせて、DITを調べるという研究がありました。その結果、同じ食事でも夜型生活の人は、朝型生活の人よりもDITが低下し、消費エネルギーが少ないことがわかりました。

■間食でDITを増やし夜食の食べ過ぎを予防

夕食の時間が遅くなり、昼食と夕食の間が7時間以上空く場合は、夕食の一部を前倒して間食をする「分食」をおすすめします。

この理由はふたつあります。ひとつはできるだけ早い時間に間食することでDITを上昇させ、エネルギー消費量を少しでも増やすため。もうひとつは、長時間の空腹後に夕食を摂るとジェットコースター血糖が起こり、脂肪を溜め込むインスリンの分泌量が著しく増えるのでそれを避けるためです。

間食する場合は、血糖値が上がりにくい「低GI食品③」を夕方に摂り、血糖値の変動を少なくしましょう。途中で適切な間食をすることで、夜遅い時間に大量に食べてしまう悪い習慣からも抜け出すことができます。

 用語解説

①食事誘発性熱産生
DIT（＝Diet Induced Thermogenesis）は1日の消費エネルギーの10〜15％を占めます。太りやすい人はDITが低いことがわかっています。

②夜型生活
DITの高低には自律神経が深く関わっています。夜型生活では自律神経のバランスが崩れるため、DITが低下すると推測されています。

③低GI食品
GIは食後の血糖値の上昇度を表し、その食品に含まれる糖質が吸収されやすいかを示します。低GIの食品なら、血糖値が上がりにくいので、インスリンの分泌が少なく血糖値のコントロールがしやすいのです。
▶42ページ

ヒトのエネルギー総消費量

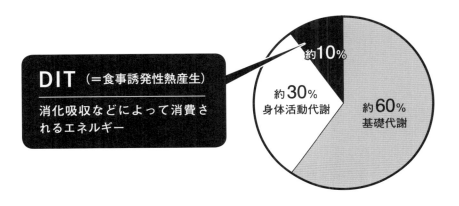

朝型と夜型の食事誘発性熱産生（DIT）

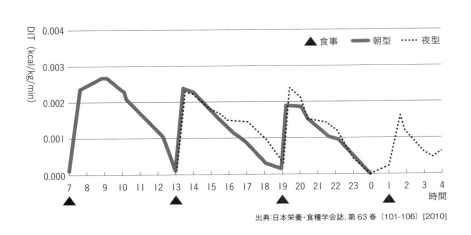

出典:日本栄養・食糧学会誌、第63巻（101-106）[2010]

➡ **夜型生活ではエネルギー消費量が下がる！**

同じ食事でも溜め込むエネルギーが
多くなる（太る）

第5章　血糖コントロール

05 血糖値と歯周病の関係

■糖質の摂り過ぎが歯周病につながる

　糖質の高い食事を続けていると、歯周病①になるリスクが高まります。血糖値が高いと歯ぐき②の血管が傷つくため歯ぐきが弱まるのです。さらに、歯ぐきを構成しているタンパク質が糖化により酸化して炎症を引き起こします。

　また、口のなかの歯周病菌が増殖して炎症が進行すると、これに対抗しようと免疫システム細胞からインスリンの働きを邪魔する性質のある「サイトカイン」というタンパク質が分泌されます。これにより、インスリンの働きが低下し、血糖濃度が高まります。結果、血糖コントロールが乱れてしまいます。

　高血糖と歯周病は相互関係にあるため、歯周病は「糖尿病の6番目の合併症」とも呼ばれます。肥満③やリウマチとの関係も深く、高齢者の転倒・骨折のリスクが歯周病によって高まることも調査によって判明しています。

■歯の健康によい食べ物は？

　歯の健康に大切な役割を果たす歯ぐきに含まれるコラーゲンのため、タンパク質、鉄、ビタミンCはふだんから摂るよう心がけましょう。歯ぐきの細胞膜のために脂質を、粘膜を丈夫にするために亜鉛やビタミンAとBも必要です。唾液は虫歯や歯周病を予防しますが、亜鉛によって唾液の質が向上します。

　上記に挙げた歯を丈夫にする栄養素が多く含まれるのは、肉類。歯のための栄養素を肉で効率よく摂り、歯みがきをこまめに行って歯周病を防ぐことで、血糖値のコントロールにもつながります。

用語解説

①歯周病
歯と歯肉溝に細菌が付着して、歯肉が炎症を起こした状態。口中に常在する300～500種類の細菌が、糖質の過剰摂取により歯垢（プラーク）を作り出すと虫歯や歯周病に。

②歯ぐき
低血糖になった体は血糖値を上げようと副腎皮質からアドレナリンを放出します。興奮状態になり歯ぎしりや食いしばりに。繰り返されると、咬合力により歯ぐきの歯肉や組織の炎症が悪化し、歯周病が進行します。

③肥満
歯みがきやクリーニングを怠っていなくても、糖尿病や予備群の場合は歯周病になりやすくなります。糖尿病の場合、多くが肥満の傾向がありますが、肥満によって歯周病が悪化するとインスリンの働きが阻害され、体内の血糖コントロールがうまくできなくなってしまいます。

高血糖が歯周病に与える作用

● **唾液の分泌量低下と糖分濃度上昇**
浸透圧の関係で唾液の分泌量が減少し、唾液が口内を浄化する働きが低下します。また唾液自体の糖分濃度が高くなることで、歯周病の原因菌が繁殖しやすくなります。

● **細菌に対する抵抗力の低下**
細菌を破壊する細胞の働きが低下し、歯周病を含めさまざまな感染症にかかりやすくなります。

● **組織の修復力低下**
高血糖状態では、タンパク質も糖化します。その影響で、歯周組織のコラーゲンの劣化などにより歯ぐきの弾力性が失われ、破壊された組織の修復力も低下します。

歯周病が糖尿病に与える作用

❶ **歯周病の病巣からサイトカインが産出**
歯周病が進行して炎症が悪化すると「サイトカイン」という物質が分泌されます。

❷ **インスリンの働き低下**
サイトカインはインスリンの働きを阻害して「インスリン抵抗性」（58ページ）の状態になります。

❸ **血糖濃度の上昇**
通常はすい臓からすぐにインスリンが分泌されて血糖をコントロールできますが、糖尿病の人は血糖コントロールが乱れ、悪化の原因になります。

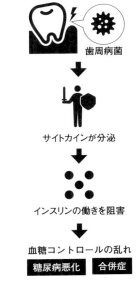

第5章　血糖コントロール

06 ウォーキングで血糖値を下げる

■食後に軽い有酸素運動を行う

　血糖値を下げるためにはインスリンが必要です。しかし、インスリンを使わずに血糖値を下げる方法があります。それは「運動すること」です。

　食後、血糖値が上がる前に運動すると、インスリンの助けを借りずに血糖値を下げることができます。本格的な激しい運動をいきなり行うのではなく、ウォーキングなどの軽い運動からまずは始めてみましょう。

　軽い有酸素運動は食事の直後に行うことが大切。血糖値が上がっている30分間以内に取り組みましょう。有酸素運動は血糖を筋肉①に取り込み、脂肪を燃焼します。食事で摂った糖質がそのまま運動のためのエネルギーに変わり、食後の高血糖を防ぐことができるのです。

■生活のなかでできる運動を習慣化

　ウォーキングは、正しいフォームで行うと効果が上がります。胸を張り、視線は遠く、あごを引き、背筋は伸ばしましょう。腕は前後に大きく振り、歩幅は広く、脚を伸ばして、かかとから着地することを意識しながら歩いてみてください。歩く時間は15〜20分程度が目安です。

　ウォーキングの時間がとれないなら、外食したときに遠回りして帰る、エレベーターやエスカレーターを使わず階段を使う、その場で足踏み②をするなど、できることから始めましょう。

　運動を習慣化すると、筋肉の細胞内にあるGLUT4③が増えて、食後高血糖が起こりにくい体になるという効果もあります。

 用語解説

①筋肉
運動不足や加齢で筋肉が減ると、それまで筋肉で保管していた糖質が行き場をなくし、血糖値が上がったり、調整力が低下したりします。筋肉量を保つためにも運動は必要です。

②その場で足踏み
筋肉のおおよそ3分の2が下半身に集中しているため、筋肉を動かすなら下半身を使う動きが効率的です。足踏みや踏み台昇降、階段の上り下りでもじゅうぶん。食後すぐに行うことで血糖値が下がりやすくなります。

③GLUT4
インスリンが分泌されるとき、筋肉の細胞膜内にあるGLUT4（グルコーストランスポーター4）というタンパク質が細胞の表面に移動し、ブドウ糖を取り込みます。運動でGLUT4が活性化するとインスリンに依存しなくても血糖値を下げることができます。

ウォーキングの正しいフォーム

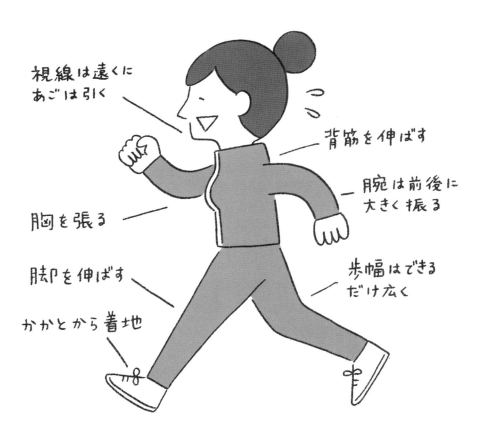

食後に体を動かすメリット

- 胃腸の動きが弱まり、吸収が緩やかになる
- 有酸素運動で脂肪を燃焼できる
- 糖質がエネルギーに変換され、血糖値が下がる

第5章　血糖コントロール

07 でんでん運動で血糖値を下げる

■どこでもできる簡単な運動で血糖値が下がる

　でんでん太鼓①のように腕を振る運動を「でんでん運動②」と呼んでいます。ウォーキングや軽いジョギングをしたくても、腰や膝に不安があって難しいという場合は、この運動をおすすめします。

　運動によって胃腸に集中した血液が全身へ回り、胃腸の働きが弱まることで、吸収が緩やかになります。上半身の余計な力が抜け、肩や腰の血流がよくなり、続けることで普段の姿勢もよくなるといわれています。回数や続ける時間は自由ですが、食後すぐに行うのがベストです。自分の体調・体力を考えて、無理のない範囲で行いましょう。どこでもできて簡単に取り組める動きですから、テレビを見ながらなど、気軽にやってみてください。

■軽い運動を欠かさず行っていこう

　でんでん運動のポイントは、でんでん太鼓のように玉がついたひもを振り回すイメージで、ウエストを回転させること。つま先は正面に向け、肩幅くらいの幅で脚を開きます。首を回して真後ろを振り返るように体を横に回転させます。このとき、おしりはなるべく動かさないように。腕はブンブン振るのではなく、体をひねる反動にあわせて体に巻きつけるように動かします。爽快感のあるくらいが目安です。目が回りやすい人は、首を回し過ぎないように。

　糖尿病の運動療法③でも、散歩、体操、縄跳び、軽いジョギング、サイクリング、水泳などの軽い有酸素運動④が取り入れられています。運動療法は食事療法と共に血糖値コントロールに欠かせないもののひとつです。軽い有酸素運動を習慣化しておきましょう。

 用語解説

①でんでん太鼓
柄のついた小さい太鼓の両端にひもで玉をつけたおもちゃ。柄を振ると玉が太鼓を打って鳴ります。

②でんでん運動
気功や太極拳の準備運動に「スワイショウ」と呼ばれる同様の体操があります。年配層は懐かしさもあってか、覚えやすいのでこの名前で呼んでいます。

③糖尿病の運動療法
運動の継続で筋肉量が増えて血糖値が下がり、インスリンの働きを高めるという効果もあります。また、運動でエネルギーを消費するので、肥満を解消することができます。

④軽い有酸素運動
スポーツだけでなく、掃除、料理、皿洗い、買い物、洗濯、アイロンがけなど、家事で動くのも有酸素運動。毎日続けて運動が習慣化すると、効果が上がります。

でんでん運動のやり方

①足を肩幅に開き、つま先は正面に向ける
②腕を体に巻きつけるように体を左右にねじる

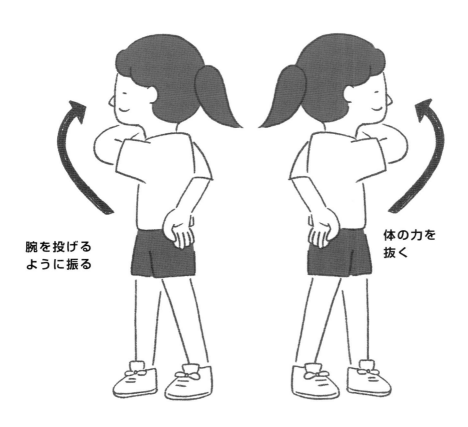

腕を投げるように振る

体の力を抜く

ポイント

・ウエストをしっかり回転させ、おしりはなるべく回さない

・あまり勢いよく振り回さない

・目が回る人は首を回し過ぎない

第5章　血糖コントロール

08 入浴で血糖値が下がる

■エネルギー消費がアップ

　入浴で基礎代謝が上がり、エネルギー消費量が増えることはご存じでしょうか。日本温泉気候物理医学会によると、湯船に10分間入ると体温は約2度上がり、脈拍数は入浴直後より上昇。10分間で30〜40kcalのエネルギーが消費されるといわれています。

　また、入浴すると血行がよくなります。血行不良①はインスリンの分泌を阻害する要因ですが、入浴で骨格筋②の血流がスムーズになるとインスリンがじゅうぶんに作用するように。基礎代謝が上がり、インスリンが活発に働いて血糖値が下がります。さらに入浴のリラックス効果のおかげでストレスが軽くなり、血糖値を上げるホルモンの分泌も抑えられます。

■42℃以上では、血糖値が上がってしまう

　入浴時の注意点③が3つあります。ひとつめは、水分補給をしっかりすること。入浴中は体内の水分量が少なくなるため、ブドウ糖の血中濃度が高くなります。水分補給をして血糖値の上昇を防ぎましょう。

　2つめは、お湯の温度をぬるま湯にすること。ぬるま湯だと副交感神経が刺激され、インスリンの作用が促進されて血糖値が下がります。しかし、42℃以上の熱いお湯は交感神経を刺激してしまい、血糖を上げるホルモンが分泌されて血糖値が上昇するので注意が必要です。

　3つめは入浴時間です。長時間の入浴は汗を大量にかくことで水分不足となり、血糖値の上昇につながります。最初の5分は首までつかり、残り10分はみぞおちくらいの半身浴をすると、自律神経のバランスも整えるといわれています。

 用語解説

①血行不良
血行が悪いと、体内の細胞に栄養が行き届かなくなり、すい臓にあるランゲルハンス島の働き自体が低下します。血行不良の状態が慢性化すると、ホルモン生成に必要な酵素も生産できなくなったり、質が低下したりと、正常にインスリンを作れない状態に陥ってしまいます。

②骨格筋
骨格に沿って分布する筋肉。自分で動かせるので「随意筋」ともいいます。

③入浴時の注意点
入浴後は、発汗作用により水分が不足します。入浴前後は水分をじゅうぶんに補給しましょう。また、糖尿病の疑いのある人は、入浴は血糖値を下げるので、低血糖に注意してください。

160

入浴で血糖値コントロールができる

入浴による3つの効果

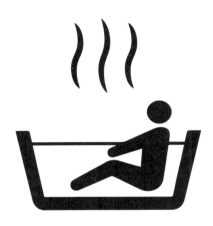

❶ 消費エネルギーアップ
体温が高まり基礎代謝がアップすることで、消費エネルギーが増えて血糖値が下がる

❷ 血行促進
骨格筋の血流がよくなるとインスリンの働きが高まり、血糖値が下がる

❸ リラックス効果
ストレスが軽くなると、血糖値を上げるホルモンの分泌が抑えられる

血糖値コントロールができる正しい入浴法

入浴時の注意点

● **水分補給**
入浴前に水分をじゅうぶん摂ること。体内の水分量が少なくなると、血糖値の上昇につながる

● **温度**
40〜41℃が適温。42℃以上の高温浴は交感神経を緊張させ、血糖値が上昇する場合がある

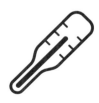

● **入浴時間**
10〜15分が適当。長時間の入浴で体内の水分が減ると、血糖値の上昇につながる

第5章　血糖コントロール

09 睡眠不足は血糖値を上げる？

■ストレスホルモンの働きで血糖値が上昇

　ストレスが溜まると、コルチゾールなど、「ストレスホルモン①」と呼ばれるホルモンが分泌されます。これは、血糖値を上昇させる働きがあるため、ストレスが長期化・慢性化すると、血糖値が高い状態が続くことになります。

　睡眠不足もストレスになります。睡眠不足のほかにもストレスは溜めないで、適度に解消できるように生活を見直していきましょう。

■睡眠の質が落ちると心筋梗塞や脳卒中に

　睡眠障害があると糖尿病の発症確率が高くなり、睡眠時間が短くなるに従って、糖尿病である確率が上昇することが指摘されています。

　大阪市立大学の研究グループは、Ⅱ型糖尿病の患者を対象に脳波計を使って睡眠の質を分析。その結果、ヘモグロビンA1cの悪化により、ノンレム睡眠の時間が短縮して、大脳皮質を休める深い眠りである徐波睡眠②がじゅうぶんにとれなくなることを確認しています。

　徐波睡眠の役割は、脳の休息以外に夜間の血圧低下や血糖コントロールの改善があると考えられています。逆に血糖コントロールがうまくいかない場合、睡眠の質が低下し、交感神経の活動が活発化してしまうために早朝血圧も上昇し、血管障害が起きるという悪循環も指摘されています。

　つまり、よい睡眠習慣が血糖値をコントロールするのです。不眠や睡眠障害を改善③すれば、心筋梗塞や脳卒中につながる血管障害のリスクを減らせ、さらに空腹時血糖値も下がるため糖尿病の症状の改善も期待できるのです。

 用語解説

①ストレスホルモン
ストレスへの対処に不可欠なホルモン。体がストレスをもたらす環境に適応するために分泌されます。

②徐波睡眠
睡眠にはレム睡眠とノンレム睡眠があり、ノンレム睡眠は脳を休息させます。そのなかでも眠りの前半に起きる特に熟睡感が得られる質の高い睡眠が徐波睡眠。「深睡眠」とも呼ばれています。

③睡眠障害を改善
国立精神・神経医療研究センターの研究によると、睡眠時間が増えて眠気が解消されると、空腹時血糖値が下がり、インスリンの分泌量が増え、糖尿病のリスクが低くなる、という結果が出ています。

[関連キーワード]

ヘモグロビンA1c
▶48ページ

睡眠不足で血糖コントロールが悪化する

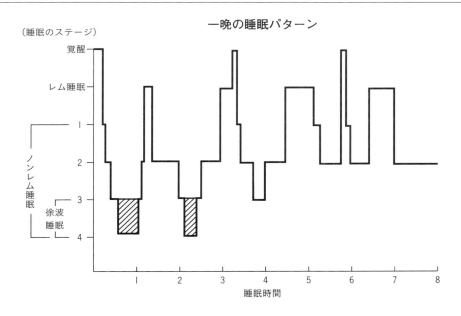

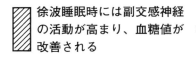
徐波睡眠時には副交感神経の活動が高まり、血糖値が改善される

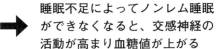
睡眠不足によってノンレム睡眠ができなくなると、交感神経の活動が高まり血糖値が上がる

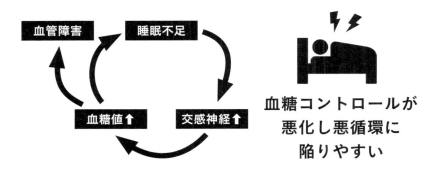
血糖コントロールが悪化し悪循環に陥りやすい

出典:「糖尿病ネットワーク」http://www.dm-net.co.jp/ (2017.09.08) より一部改変

第5章　血糖コントロール

第5章の要点チェック

次の文章にあうように（　　　）に適切な語を
下の選択肢のなかから選びましょう。

（ 1 ）　体内時計をスタートさせるために（　①　）は必ず摂る。

（ 2 ）　夕食は午後（　②　）時までに摂る。

（ 3 ）　人が消費するエネルギーは基礎代謝と身体活動代謝、（　③　）
　　　　の3つに分けられる。

（ 4 ）　夜遅い時間の食事は（　③　）が減るため、昼食と夕食の間が
　　　　（　④　）時間以上空く場合は間食をする。

（ 5 ）　間食は血糖値が上がりにくい（　⑤　）食品などを選ぶ。

（ 6 ）　インスリンがなくても、軽い（　⑥　）で血糖値を下げられる。

（ 7 ）　ウォーキングなどの軽い有酸素運動を食後（　⑦　）分以内に取
　　　　り組むと効果的。

（ 8 ）　運動によって（　⑧　）に集中した血流が全身に回り、ブドウ糖
　　　　の吸収が緩やかになる。

（ 9 ）　入浴時は（　⑨　）℃程度のお湯につかるとインスリンの作用が
　　　　促進されるが、（　⑩　）℃以上のお湯は血糖値が上がる。

（10）　睡眠不足などによって（　⑪　）が長期化・慢性化すると、血糖
　　　　値が高い状態が続くことになる。

低GI　30　40　胃腸　朝食　7　9　ストレス　42
DIT（食事誘発性熱産生）　運動

解説

①朝食　②9　③DIT（食事誘発性熱産生）　④7　⑤低GI　⑥運動　⑦30　⑧胃腸　⑨40　⑩42
⑪ストレス

もっと知りたい人の インターネット便利サイト

管理栄養士 麻生れいみオフィシャルブログ（アメブロ）

https://ameblo.jp/reimi-aso/

管理栄養士、麻生れいみのオフィシャルブログ。低糖質食品や栄養学の最新情報から、低糖質レシピ、出版情報、TV出演情報までさまざまな情報をアップ。ほぼ毎日更新しています。

食品成分データベース

https://fooddb.mext.go.jp

「日本食品標準成分表2015年版（七訂）」をもとに、文部科学省が公開している食品成分のデータベース。炭水化物量から食物繊維量を引いて糖質量を調べたり、食品に含まれるタンパク質量やビタミン、ミネラル量などを調べることができます。

日本ファンクショナルダイエット協会ホームページ

http://www.functionaldiet.org

栄養学に基づいたダイエット（食事法）＝ファンクショナルダイエットを研究し、普及するために設立された一般社団法人の公式ホームページ。ケトジェニックアドバイザーになりたい人のための情報や、アドバイザーになった人へのインタビュー記事も。

対談テーマ③
最高の主治医は自分自身である

アレルギーがあったり持病があったり、人により状況は千差万別ですが、
生活のなかで大切にするべき5つの要素とは？　そして考え方とは？

麻生　糖質と血糖値についての総まとめとして、斎藤先生が携わる「機能性医学」を、より詳しく読者の方に教えていただきたいです。

斎藤　がん、循環器疾患、糖尿病をはじめ、花粉症や食物アレルギー、アトピー、頭痛、ぜんそく、リウマチなど、さまざまな生活習慣病・慢性疾患の予防と根本的な治療を目指しています。病気は「その人の続けてきた生活の結果」であるため、ライフスタイルに潜む発症原因を見つけて改善することで、根本的な解決につながるという考え方です。

麻生　生活のなかのどのような部分でしょうか？

斎藤　機能性医学では、「栄養①」「ストレスと対処力②」「運動と活動③」「睡眠と休息④」「家族と社会的つながり⑤」という5つの要素が健康を支えていると定義しています。『慢性病を根本から治す』（光文社）で詳しく解説していますが、ストレスに対して適切に対処する、散歩や筋トレなどの運動、体内時計を整えて睡眠時間や質を確保する、レジャーなどを介して家族や人とのつながりを増やす、などが慢性疾患のリスクを軽減するという考え方です。なかでも「栄養」が一番大切で、糖質を抑え、良質なタンパク質と脂質、ビタミンやミネラル、食物繊維を適切に摂取することが、健康状態を維持し、アンチエイジングにつながるのです。

麻生　食べているもので私たちの体はできていますからね。食生活が変われば体のなかから変われます。糖質制限というと糖質を抜くだけの間違ったやり方の人もいると思うので、正しい方法を取り入れて欲しいと思います。それぞれにアレルギーがあったり持病があったり、人により状況は違いますが、病気というほどではないけれど、長いあいだ調子が悪いという人も多いじゃな

用語解説

5つの要素

①栄養
精製糖や白い穀物を控え、良質のタンパク質・脂質をしっかり摂り、ビタミン・ミネラルなどの栄養素や水溶性食物繊維などを適切に摂取するようにしましょう。

②ストレスと対処力
置かれている状況を把握し、適切に対処する力。ときにはストレスを味方にするようなものの考え方をすることも大切です。

③運動と活動
30分～1時間ほどの早歩きなど、自宅で行える簡単な筋トレを取り入れましょう。

④睡眠と休息
日光やブルーライト、カフェインをコントロールし、体内時計を整えながら睡眠の時間と質を確保しましょう。適切な休息は自律神経を整え、疾病リスク、死亡リスクを下げることができます。

いですか。そんな人たちが自分の体のことを知って、食生活などを整えるにはどうしたらいいのか。たくさんの人がよりよい方法を選択できるようになるといいですよね。

斎藤 個々の状況を踏まえて、オーダーメイド的に予防や根本的な治療法を行うのが機能性医学。「最高の主治医は自分自身である」という言葉があるように、自分にあった管理方法を見つけて、みなさんが心身共に健康でいてほしいです。

麻生 はい、本当にそうですね。みなさんの健康と幸せを心から願っています。

用語解説

⑤家族と社会的つながり
レジャーや運動などを通して家族や人とのつながりを増やすことが、慢性疾患のリスクを軽減します。

機能性医学の考え方

健康を支える5つの要素

忙しくなると、食事を抜いたり、寝不足や運動不足になりがちです。イライラしたり、ひとりになりたいときもあるでしょう。しかし、健康でいるためには、右図の1〜5の要素が不可欠です。特に「栄養」は健康を支える根幹となります。

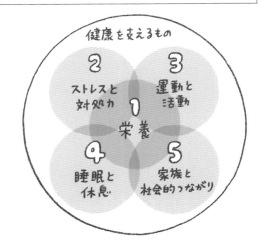

最高の主治医は自分自身

健康診断で気になる結果が出たり、体の不調を感じていても、そのままにしていませんか？ 健康でいるため、病気を治すためには、自分の体と向きあう必要があります。自分自身が自分の体のことを一番わかっている主治医になりましょう。

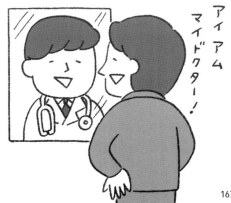

食品別糖質量一覧

日常的によく食べる食品の常用量とそれに対する糖質量、エネルギー、タンパク質量を一覧にまとめました。加えて100gあたりの糖質量も記載しています。
日々の糖質量のチェックにお役立てください。
※ダイエットの場合、導入期は断糖、2〜4週目の糖質は1食20g以下が目安です。

分類	品目	常用量 (g)	目安	糖質量 (g)	エネルギー (kcal)	タンパク質 (g)	100gあたりの糖質量 (g)
穀類	精白米ごはん	150	1膳	55.2	252	3.8	36.8
	玄米ごはん	150	1膳	51.3	248	4.2	34.2
	赤飯	120	1膳	48.4	228	5.2	40.3
	胚芽米ごはん	150	1膳	53.4	251	4.1	35.6
	もち	50	1個	25.1	117	2	50.3
パン	食パン	60	1枚	26.6	158	5.6	44.4
	フランスパン	30	1切れ	16.4	84	2.8	54.8
	ロールパン	30	1個	14	95	2.7	46.6
	クロワッサン	30	1個	12.7	134	2.4	42.1
	ナン	80	1枚	36.5	210	8.2	45.6
麺類	中華麺(蒸し)	170	1玉	62.1	337	9	36.5
	うどん(ゆで)	250	1玉	52	263	6.5	20.8
	パスタ(乾)	80	1人分	57	303	9.8	71.2
	そば(ゆで)	170	1玉	40.8	224	8.2	24
	そうめん(乾)	50	1束	35.1	178	4.8	70.2
粉類	薄力粉	9	大さじ1	6.6	33	0.7	73.3
	強力粉	9	大さじ1	6.3	33	1.1	69
	パン粉(乾)	3	大さじ1	1.8	11	0.4	59.4
	パン粉(生)	3	大さじ1	1.3	8	0.3	44.6
	片栗粉	3	小1	2.5	10	0	81.6
	ギョーザの皮	6	1枚	3.3	17	0.6	54.8
	シューマイの皮	3	1枚	1.7	9	0.2	56.7
	コーンフレーク	25	1人分	20.3	95	2	81.2

分類	品 目	常用量 (g)	目 安	糖質量 (g)	エネルギー (kcal)	タンパク質 (g)	100gあたりの 糖質量(g)
肉	牛ひき肉	50		0.2	136	8.6	0.3
	牛もも肉	100	1枚	0.6	193	21.3	0.6
	牛ひれ肉	100		0.3	223	19.1	0.3
	牛肩ロース肉	110	1枚	0.2	348	18.2	0.2
	ローストビーフ	50	2〜3枚	0.5	98	10.9	0.9
	豚ひき肉	50		0.1	118	8.8	0.1
	豚もも肉	99	1枚	0.2	181	20.3	0.2
	豚ひれ肉	100		0.3	130	22.2	0.3
	豚ロース肉	100		0.3	150	22.7	0.3
	豚ばら肉	20		0	79	2.9	0.1
	ボンレスハム	10	1枚	0.2	12	1.9	1.8
	ベーコン	20	1枚	0.1	81	2.6	0.3
	ウインナー	20	1本	0.6	64	2.6	3
	焼き豚	30	3枚	1.5	52	5.8	5.1
	鶏もも肉	100		0	253	17.3	0
	鶏ひき肉	50		0	93	8.8	0
	ささみ	40	1本	0	46	9.8	0
魚介	うなぎ（生）	255	1匹	0.8	650	43.6	0.3
	穴子（生）	100		0	161	17.3	0
	塩鮭	100	1切れ	0.1	199	22.4	0.1
	まあじ	60	1尾	0.1	76	11.8	0.1
	かれい	270	1尾	0.3	257	52.9	0.1
	ほっけ	400	1尾	0.4	460	69.2	0.1
	たら	90	1切れ	0.1	69	15.8	0.1
	さんま	100	1尾	0.1	297	17.6	0.1
	さば	80	1切れ	0.2	198	16.5	0.3
	まぐろ（きはだ）	200	1柵	0	212	48.6	0
	いわし（まいわし）	45	1尾	0.1	76	8.6	0.2
	さくらえび（ゆで）	5	大さじ1	0	4	0.9	0
	ぶり	100	1切れ	0.3	257	21.4	0.3

食品別糖質量一覧

食品別糖質量一覧

分類	品 目	常用量 (g)	目 安	糖質量 (g)	エネルギー (kcal)	タンパク質 (g)	100gあたりの 糖質量(g)
魚介	いか	280	1杯	0.3	232	50.1	0.1
	かつお	80	1切れ	0.1	91	20.6	0.1
	しじみ	30	1杯分	1.4	19	2.3	4.5
	かき	15		0.7	9	1	4.7
	海老	20	1尾	0	19	4.3	0
野菜	トマト	215	1個	7.9	41	1.5	3.7
	ミニトマト	20	1個	0.6	3	0.1	5.8
	にんじん	30	1食分	1.9	11	0.2	6.3
	アスパラガス	30	太1本	0.7	7	0.8	2.1
	グリーンピース	10	大さじ1	0.7	9	0.7	7.6
	とうもろこし	200	1本	27.6	184	7.2	13.8
	しょうが	20	1かけ	0.9	6	0.2	4.5
	みょうが	20	1個	0.1	2	0.2	0.5
	なす	70	1/2本	2.1	15	0.8	2.9
	ししとう	4	1本	0.1	1	0.1	1.9
	にんにく	7	1かけ	1.5	10	0.5	21.3
	長ねぎ	50	1/2本	2.9	17	0.7	5.8
	ニラ	100	1束	1.3	21	1.7	1.3
	玉ねぎ	100	1/2個	7.2	37	1	7.2
	もやし	40	1食分	0.5	6	0.7	1.3
	ブロッコリー	50	1食分	0.4	17	2.1	0.8
	カリフラワー	80	1食分	1.9	22	2.4	2.3
	レタス	20	1食分	0.4	2	0.1	1.7
	キャベツ	50	中葉1枚	1.7	12	0.7	3.4
	白菜	100	葉中1枚	1.9	14	0.8	1.9
	チンゲン菜	35	1/4株	0.3	3	0.2	0.8
	大根	100	1食分	2.7	18	0.5	2.7
	切干だいこん(乾)	10	1食分	4.7	30	1	48.4
	かぶ	50	小1個分	1.7	11	0.3	3.4
	れんこん	30	1食分	4.1	20	0.6	13.5

分類	品 目	常用量 (g)	目 安	糖質量 (g)	エネルギー (kcal)	タンパク質 (g)	100gあたりの糖質量 (g)
野菜	ごぼう	60	1/3本	5.8	39	1.1	9.7
	たけのこ	50	小1個分	1.1	15	1.8	2.2
	ゴーヤ	100		1.3	17	1	1.3
	かぼちゃ	50	角1個	8.5	45	1	17.1
	じゃがいも	60	1/2個	9.8	46	1	16.3
	さといも	50	中1個	5.4	29	0.8	10.8
	ながいも	50	1/9本	6.5	33	1.1	12.9
	きゅうり	50	1/2本	0.9	7	0.5	1.9
	ズッキーニ	50	1/4本	0.7	7	0.7	1.5
	ピーマン	25	1個	0.7	6	0.2	2.8
	パプリカ(赤)	100	1個	5.6	30	1	5.6
	おくら	10	1本	0.2	3	0.2	1.6
	豆苗	100	1袋	1	24	3.8	1
	春菊	100	1/2~1/3袋	0.7	22	2.3	0.7
	ほうれん草	45	1株	0.1	9	1	0.3
	水菜	100	1/2~1/3袋	1.8	23	2.2	1.8
	こまつな	80	1人分	0.4	11	1.2	0.5
果物	いちご	75	5粒	5.3	26	0.7	7.1
	柿	100	1/2個	14.3	60	0.4	14.3
	干し柿	37	1個	21.2	102	0.6	57.3
	キウイ	120	1個	13.2	64	1.2	11
	アボカド	80	1/2個	0.8	150	2	0.9
	さくらんぼ	60	10粒	8.4	36	0.6	14
	アメリカンチェリー	10	1個	1.4	6	1	14
	すいか	100	1切れ	9.2	37	0.6	9.2
	バナナ	100	1本	21.4	86	1.1	21.4
	グレープフルーツ	160	1/2個	14.5	61	1.4	9
	なし	120	中1/2個	12.4	52	0.4	10.4
	西洋なし	120	中1/2個	15	65	0.4	12.5
	ぶどう	45	1/2房	6.9	27	0.2	15.2

食品別糖質量一覧

食品別糖質量一覧

分類	品目	常用量(g)	目安	糖質量(g)	エネルギー(kcal)	タンパク質(g)	100gあたりの糖質量(g)
果物	レーズン	10	大さじ1	7.7	30	0.3	76.6
	メロン	100	1/4個	9.9	42	1.1	9.9
	パイナップル	180	1/6個	21.4	92	1.1	11.9
	みかん	80	1個	8.8	36	0.5	11.1
	りんご	100	1/2個	14.3	61	0.2	14.3
	プルーン(乾)	8	1個	4.4	19	0.2	55.2
	ビワ	40	1個	3.6	16	0.1	9
	桃	170	1個	15.1	68	1	8.9
	レモン	60	1/2個	4.6	32	0.5	7.6
きのこ	生しいたけ	14	1枚	0.2	3	0.4	1.5
	干ししいたけ	3	1枚	0.7	5	0.6	22.4
	えのき	20	1食分	0.7	4	0.5	3.7
	しめじ	20	1食分	0.3	4	0.5	1.3
	きくらげ(乾)	100		13.7	167	7.9	13.7
	エリンギ	30	1本	0.8	6	0.8	2.6
	まいたけ	20	1食分	0.2	3	0.4	0.9
	マッシュルーム	15	2個	0	2	0.4	0.1
	まつたけ	30	中1本	1.1	7	0.6	3.5
	なめこ	20		0.3	3	0.3	1.9
海藻	こんぶ	100		30.8	138	11	30.8
	あおのり	100		5.8	164	29.4	5.8
	味付けのり	3	1袋	0.5	11	1.2	16.6
	焼きのり	3	1枚	0.2	6	1.2	8.3
	いわのり(乾)	100		2.7	151	34.8	2.7
	とろろこんぶ	100		22	117	6.5	22
	ひじき	10	1食分	0.6	15	0.9	6.6
	わかめ(生)	20	1食分	0.2	2	0.2	2
	わかめ(乾燥)	5		0.5	6	0.7	8.6
	もずく	50	1食分	0	2	0.1	0
	寒天(ゼリー状)	100		0	3	Tr	0

分類	品　目	常用量 (g)	目　安	糖質量 (g)	エネルギー (kcal)	タンパク質 (g)	100gあたりの 糖質量(g)
海藻	めかぶわかめ	50	1食分	0	6	0.5	0
こんにゃく	しらたき	45	2個	0.1	3	0.1	0.1
	糸こんにゃく	100		0.1	6	0.2	0.1
	板こんにゃく	120	1枚	0.2	6	0.1	0.1
	さしみこんにゃく	100		0.1	5	0.1	0.1
卵	生卵	50	1個	0.2	76	6.2	0.3
	うずら卵	10	1個	0	18	1.3	0.3
豆	大豆(ゆで)	50		0.9	88	7.4	1.8
	はるさめ	10		8.4	36	0	83.4
	絹ごし豆腐	135	1/3丁	2.3	76	6.6	1.7
	木綿豆腐	135	1/3丁	1.6	97	8.9	1.2
	納豆	50	1パック	2.7	100	8.3	5.4
	油揚げ	20	1枚	0	82	4.7	0
	厚揚げ	135	大1丁	0.3	203	14.4	0.2
	がんもどき	95	1個	0.2	217	14.5	0.2
	えんどうまめ	30		5.3	44	2.8	17.5
	ひよこまめ(ゆで)	100		15.8	171	9.5	15.8
	そらまめ(ゆで)	100		12.9	112	10.5	12.9
	つぶあん	100		48.3	244	5.6	48.3
	こしあん	100		20.3	155	9.8	20.3
	きな粉	100		10.4	450	36.7	10.4
	おから	40	1人分	0.9	44	2.4	2.3
	豆乳	200	1杯	5.8	92	7.2	2.9
乳	牛乳	210	1本	10.1	141	6.9	4.8
	低脂肪牛乳	210	1本	11.6	97	8	5.5
	ヨーグルト(無糖)	100	1食分	4.9	62	3.6	4.9
	バター	12	大さじ1	0	89	0.1	0
	生クリーム(乳脂肪)	100	1/2パック	3.1	433	2	3.1
	練乳	21	大さじ1	11.8	70	1.6	56
	アイスクリーム	100		23.2	180	3.9	23.2

食品別糖質量一覧

食品別糖質量一覧

分類	品 目	常用量 (g)	目 安	糖質量 (g)	エネルギー (kcal)	タンパク質 (g)	100gあたりの 糖質量(g)
乳	クリームチーズ	20	1個	0.5	69	1.6	2.3
	カマンベールチーズ	20	1個	0.2	62	3.8	0.9
	プロセスチーズ	20	1個	0.3	68	4.5	1.3
	チェダーチーズ	20	1個	0.3	85	5.1	1.4
	パルメザンチーズ	6	大さじ1	0.1	29	2.6	1.9
飲み物	ビール(中)	500	1杯	15.5	200	1.5	3.1
	缶ビール(糖質オフ)	350	1缶	4.2	102	0.3	1.2
	ワイン(赤)	100	1杯	1.5	73	0.2	1.5
	ワイン(白)	100	1杯	2	73	0.1	2
	日本酒(本醸造)	180	1杯	8.1	193	0.7	4.9
	焼酎	60	1杯	0	88	0	0
	梅酒	30	1杯	6.2	47	0	20.7
	麦茶	500	1本	1.5	5	Tr	0.3
	緑茶	500	1本	1	10	Tr	0.2
	コーラ	500	1本	57	230	0.5	11.4
	炭酸飲料	500	1本	51	205	Tr	10.2
	りんごジュース	500	1本	59	220	1	11.8
	パイナップルジュース	500	1本	55	205	1.5	11
	ぶどうジュース	500	1本	60	235	1.5	12
	トマトジュース	180	1杯	5.9	31	1.3	3.3
	スポーツドリンク	500	1本	25.5	105	0	5.1
	コーヒー	200	1杯	1.4	8	0.4	0.7
	紅茶	150	1杯	0.2	2	0.2	0.1
調味料	中濃ソース	6	小1	1.8	8	0	29.8
	ウスターソース	6	小1	1.6	7	0.1	26.3
	ケチャップ	5	小1	1.3	6	0.1	25.6
	マヨネーズ	12	大1	0.5	84	0.2	4.5
	味噌	18	大1	3	35	2.3	17
	みりん	6	小1	2.6	14	0	43.2
	麺つゆ	100	1食分	8.7	44	2.2	8.7

分類	品 目	常用量 (g)	目 安	糖質量 (g)	エネルギー (kcal)	タンパク質 (g)	100gあたりの 糖質量(g)
調味料	フレンチドレッシング	15	大1	0.9	61	0	5.9
	白砂糖	9	大1	8.9	35	0	99.2
	酢	5	小1	0.4	2	0	7.4
	しょうゆ	6	小1	0.6	4	0.5	10.1
	こしょう	6	大1	4	22	0.7	66.6
	マスタード	18	大1	2.4	31	0.9	13.1
	カレールウ	25	1人前	10.3	128	1.6	41
	固形コンソメ	5	1食分	2.1	12	0.4	41.8

※成分データは、「食品成分表2015」より算出しています。
※エネルギーの数値は、小数点第1位を四捨五入しています。
※糖質量とタンパク質量は、小数点第2位を四捨五入しています。
※食品成分表に基づき、数値が微量の場合「Tr」と記載しています。

食品別糖質量一覧

麻生れいみ　あそう・れいみ

管理栄養士。低糖質料理研究家。雑貨店経営などを経て、自らのダイエット成功の謎と理論を解くべく栄養士の道へ。服部栄養専門学校栄養士科を卒業。現在は、大手企業の特定保健指導・栄養相談、病院の臨床研究においての栄養療法を監修。ダイエットにおいては約6,000人を指導。著書に『20kgやせた！作りおきおかず』、『20kgやせた！レンチンおかず』、『20kgやせた！糖質オフ弁当』（すべて宝島社）、『脂肪と疲労をためるジェットコースター血糖の恐怖』（講談社）がある。

斎藤糧三　さいとう・りょうぞう

医師。日本医科大学を卒業後、産婦人科医に。現在、日本機能性医学研究所所長、一般社団法人日本ファンクショナルダイエット協会副理事長、サーモセルクリニック院長。食物過敏症検査（通称：遅延型フードアレルギー検査）をいち早く導入し、腸内環境の再生によってアレルギーなどの慢性疾患を根治に導く次世代型医療・機能性医学を日本に紹介、日本人として初めての認定医になる。著書に『糖質オフと栄養の科学』（新星出版社）などがある。

STAFF

編集	長谷川みを、出口圭美
企画協力	名和裕寿（株式会社SDM）
編集協力	玉木成子
	阿部花恵
校正	大木孝之、木村伸二
イラスト	なかきはらあきこ
営業	峯尾良久
デザイン	山口喜秀
DTP	徳本育民

イラスト図解　1番わかりやすい
糖質と血糖値の教科書

初版発行　2017年12月25日

著者	麻生れいみ
監修	斎藤糧三
発行人	坂尾昌昭
編集人	山田容子
発行所	株式会社G.B.
	〒102-0072
	東京都千代田区飯田橋4-1-5
	TEL：03-3221-8013（編集・営業）
	FAX：03-3221-8814（ご注文）
	http://www.gbnet.co.jp/
印刷所	大日本印刷株式会社

乱丁、落丁本はお取り替えいたします。
本書の無断転載、複製を禁じます。
©Reimi Aso／G.B.company 2017 Printed in Japan
ISBN　978-4-906993-46-8